WENN UNS BEI ALLEN VORSTELLBAREN UNTERSCHIEDEN EINE SACHE EINT, DANN DASS WIR ALLESAMT GANZ WOHLFUNKTIONIERENDEN GEBÄRMÜTTERN ENTSTAMMEN. DAS IST EINE TATSACHE, DIE AUF BASISROMANTISCHE WEISE MÄNNER WIE FRAUEN STAUNEN LASSEN SOLLTE.

GOLDMANN
Lesen erleben

Luisa Stömer und **Eva Wünsch** kommen aus der Nähe von Nürnberg und studierten bis 2016 zusammen Grafik Design & Illustration an der TH Nürnberg. Seit Beginn des Studiums sind sie ein unschlagbares Team und entwickelten zusammen das Konzept von „Ebbe & Blut".

Warum sie machen, was sie machen: „In allererster Linie – noch weit bevor wir zusammen Bücher machen, gemeinsam über Adobe Illustrator verzweifeln, an Grundrechenarten scheitern und uns Steuererklärungstipps mailen – sind wir Freundinnen. Und zwar nicht irgendwelche, sondern ziemlich dicke."

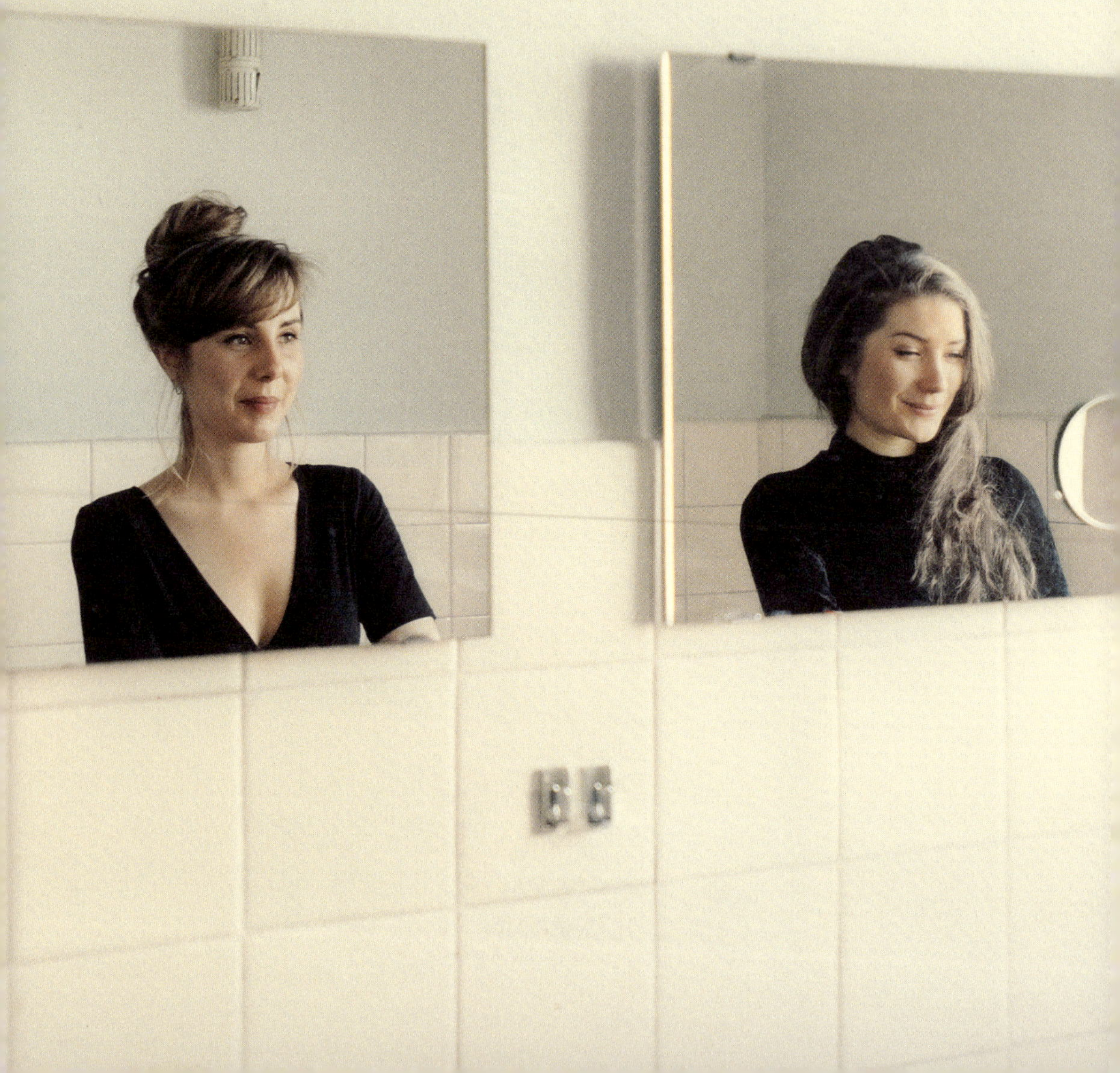

EBBE & BLUT

Alles über die Gezeiten des weiblichen Zyklus

GOLDMANN

IMPRESSUM

MIX
Papier aus verantwortungsvollen Quellen
FSC® C021956
FSC www.fsc.org

Verlagsgruppe Random House FSC® N001967

1. Auflage
Vollständige Taschenbuchausgabe Oktober 2018
Wilhelm Goldmann Verlag, München,
in der Verlagsgruppe Random House GmbH,
Neumarkter Str. 28, 81673 München

Layout und Collagen: Luisa Stömer & Eva Wünsch
Umschlaggestaltung: Uno Werbeagentur, München,
nach einem Entwurf von Luisa Stömer & Eva Wünsch;
Martina Baldauf, herzblut 02 GmbH
Umschlagmotiv: shutterstock/Everett Collection
Lektorat: Dr. med Sibylle Tönjes für textwerk, München
Beratung: Claudia Bruckmann
Bildnachweis: Seite 2: Katharina Pflug; Seite 147: ISOStock
Satz: Uhl+Massopust, Aalen
Druck und Bindung: Alcione, Trento
Printed in Italy
KW · Herstellung: IH
ISBN 978-3-442-17728-8
www.goldmann-verlag.de

Besuchen Sie den Goldmann Verlag im Netz:

INHALT

kapitel

sieben
acht
neun
zehn
elf
zwölf
dreizehn
vierzehn
fünfzehn
sechzehn

ÜBER DIE SCHÖNHEIT DES MITTELSCHMERZES, DIE ÄSTHETIK VOLLGEBLUTETER UNTERHOSEN UND DIE RAFFINESSE DER EISPRUNGPHASE. AUF ÜBER ZWEIHUNDERT SEITEN WIRD DEM WEIBLICHEN ZYKLUS SO VIEL PLATZ GEGÖNNT, WIE IHM ZUSTEHT. ES GEHT HIER NÄMLICH NICHT UM EINE SCHÜRFWUNDE AM KNIE, SONDERN UM NICHTS GERINGERES ALS DIE WIEGE DES LEBENS. UND DIE IST SEHENSWERT.

null

Seite 011–016

EINFÜHREN

VAGINALMONOLOGE

EINFÜHREN

VAGINALMONOLOGE

Ein Buch über etwas zu schreiben, das eigentlich so gegenwärtig sein müsste wie der Alltag im weiblichen Unterbauch – und das auch noch im 21. Jahrhundert –, im Zeitalter der in die Daumenhaut verpflanzten Mikrochips, mag auf den ersten Blick überflüssig wirken. Ist ja doch wohl klar, was da passiert! Frauen kriegen eben ihre Tage, es blutet ein bisschen, die meisten haben dabei schlechte Laune, weil es so viel Blut ist. Außerdem tut alles weh, und der Bauch ist auch dick. Nach vier bis fünf Tagen ist alles gewuppt und wieder so wie vorher. Das weiß wohl jedes Kind in diesen Zeiten – in einem Jahrhundert, in dem Achtklässler mit Fahrradhelm Pornos auf ihren Kindertelefonen anschauen können.

Völlig überholt also, dieses Buch. Jetzt schon, beim Vorwort. Wir sind so aufgeklärt, wir wissen eben genau, wie eine Muschi von innen aussieht. Da ist mal jemand mit der Webcam rein und … Tja, nein, so ist es eben nicht. Also das mit der Webcam vielleicht schon, aber wenn man genau hinhört, grundlegende Fragen stellt und nur ein wenig an der Oberfläche der Frauenzeitschriften kratzt, merkt man rasch, dass eigentlich keiner unserer Freunde wirklich Bescheid weiß. Auch wir nicht. Bei längerem Hinhören merken wir, dass das nicht an unserem Freundeskreis liegt und auch nicht an unserem Bildungshintergrund.

Es liegt daran, dass trotz Google, gutefrage.net und Mädchenabenden grundlegendes Wissen an uns vorbeigegangen ist. Und „grundlegend" ist nicht einfach so dahingesagt. Den Ursprung jedes Individuums bilden zweifelsohne Samenzelle und Eizelle.

Aber dass jeden Monat die volle Hölle los ist in Unterbäuchen überall auf dem Planeten, nur um die Weichen dafür zu stellen, dass eine Eizelle überhaupt nur bereit für eine Samenzelle ist, vergisst man manchmal. Der klassische Promieffekt: Den Babybauch kennt jeder, aber bei der Basaltemperatur, die anzeigt, wann die Eizelle reif genug ist für die Befruchtung, wird es schon schwieriger.

Es ist also viel Wissen irgendwie an uns vorbeigerannt. An uns jungen Frauen und an unseren männlichen Alterskollegen. Und fast an allen anderen Älteren oder Jüngeren, mit denen wir über dieses Buch gesprochen haben. Klar, mit 12 Jahren haben wir in der Schule mal an einem Samstag in roten und blauen Pullis Samenzelle und Eizelle gespielt. Das schnellste blaue Spermium war Hanna, und sie hat ein Knoppers bekommen, als sie bei der Eizelle angekommen war. Anschließend gab's ein Heftchen mit nach Hause. Wir haben über die Bilder von Brüsten gelacht, und ein paar Jahre später haben wir uns in der Englischklausur ganz diskret Tampons unter den Tischen hin und her gereicht.

Verena Bogner, broadly vice

„DESINTERESSE, INFORMATIONSFAULHEIT UND DIE MACHT DER VERDRÄNGUNG, WENN ES UM DEN EIGENEN KÖRPER GEHT, SIND JEDOCH NICHT NUR IN EINZELFÄLLEN EIN PROBLEM. SIE STEHEN SYMPTOMATISCH FÜR EINE GENERATION JUNGER FRAUEN, DIE ZWAR WISSEN, WIE MAN SICH DAS GESICHT KONTURIERT, BEIM EIGENEN INTIMBEREICH ABER GERNE MAL BEIDE AUGEN ZUDRÜCKEN."

Damals schluckten die meisten unserer Freundinnen die Pille. Das war der Renner, man kriegte nämlich Brüste davon, und die Haut wurde auch super, stand auf der Packung. Heute schlucken die meisten sie immer noch – ist so schön einfach. Wieso man eigentlich aber seine Tage bekommt, obwohl dem Körper vorgegaukelt wird, dass er schwanger ist, um nicht schwanger zu werden, weiß aber auch keiner. Und die Freundin der Nachbarin ist ein Pillenkind. Wieso auch immer. Ja, wir sind so aufgeklärt …

Hier liegt der wahre Grund für dieses Buch begraben. Und bei der Frage eines Freundes, warum wir Mädchen eigentlich pinkeln können, wenn wir doch gerade einen Tampon drinstecken haben. Wieso der Bauch eigentlich wehtut, wenn wir unsere Periode haben, obwohl es sich trotz des Blutes nicht um eine Verletzung handelt. Ob man mit dem Tageblut von einem Monat wohl eine Bierflasche vollkriegen könnte. Und was die Gebärmutter eigentlich macht, wenn sie nicht blutet. Dieses Buch handelt davon, was wirklich passiert. Wieso, wie lange das dauert und was danach passiert. Davon, dass die Eizelle nur für wenige Tage befruchtet werden kann, und das nur einmal im Monat. Dass es sich beim weiblichen Zyklus nicht nur um die Tage des Blutens handelt, sondern um eine intelligente, sehr charmante und hocheffiziente Wahnsinnserfindung des Frauenkörpers. Und die ist es wert, sich damit auszukennen. Quantenphysik in allen Ehren, aber der Eierstock erbringt wundersame Höchstleistungen, die man sich ansehen sollte. Je länger man sich mit diesem Thema beschäftigt, desto wütender könnte man werden. Über die Versäumnisse der letzten Jahrzehnte, den Kindern nicht nur Smartwatches und die Postzustellung durch Drohnen zu erklären, sondern den Uterus, aus dem sie kamen. Oder darüber, dass in unserer Gesellschaft dem weiblichen Zyklus absolut kein Raum gegeben wird. Frauen müssen funktionieren, dürfen keine Schwäche zeigen. Nicht zuletzt, um von Männern ernst genommen zu werden. „Die hat mal wieder ihre Tage" klingt fast schon wie eine Beschimpfung. Frauen sind nun mal nicht jeden Tag gleich: Empfindsamkeit, Stimmung und Empathie verändern sich im Laufe des Zyklus, und das ist völlig normal.

Dass die meisten Frauen diese Schwankungen gern mit Medikamenten betäuben bzw. es sogar von ihnen verlangt wird, in Beruf und Alltag, ist wohl eher eine traurige Nebenwirkung dieser schnelllebigen Zeit. Ohne Rücksicht auf Verluste. Die Periode ist eine nervige Begleiterscheinung und wird wegbetäubt. Aus dem Unterbauch und aus dem Bewusstsein. Das Blut ist eine Randnotiz – und in der Werbung sogar blau.

„Ebbe & Blut" setzt sich mit diesen Versäumnissen auseinander und beantwortet Fragen, die wir uns viel zu selten stellen. Wir haben geniale, leistungsfähige und wunderschöne Frauenkörper. Körper, die so individuell wie ihre Bedürfnisse sind und die es in ihrer Vielfalt wert sind, verstanden zu werden. Ein großes Argument, warum wirklich jeder ein Interesse an diesem Thema haben sollte, ist jenes, dass dem Zyklus mit all seinen sonderbaren Auswirkungen, seinen Krämpfen und Stimmungsschwankungen, eine zentrale Genialität zu Grunde liegt – und zwar die der Fruchtbarkeit. Es handelt sich nämlich nicht um ein wiederkehrendes „Problem", sondern um nichts Geringeres als den Ursprung des Lebens.

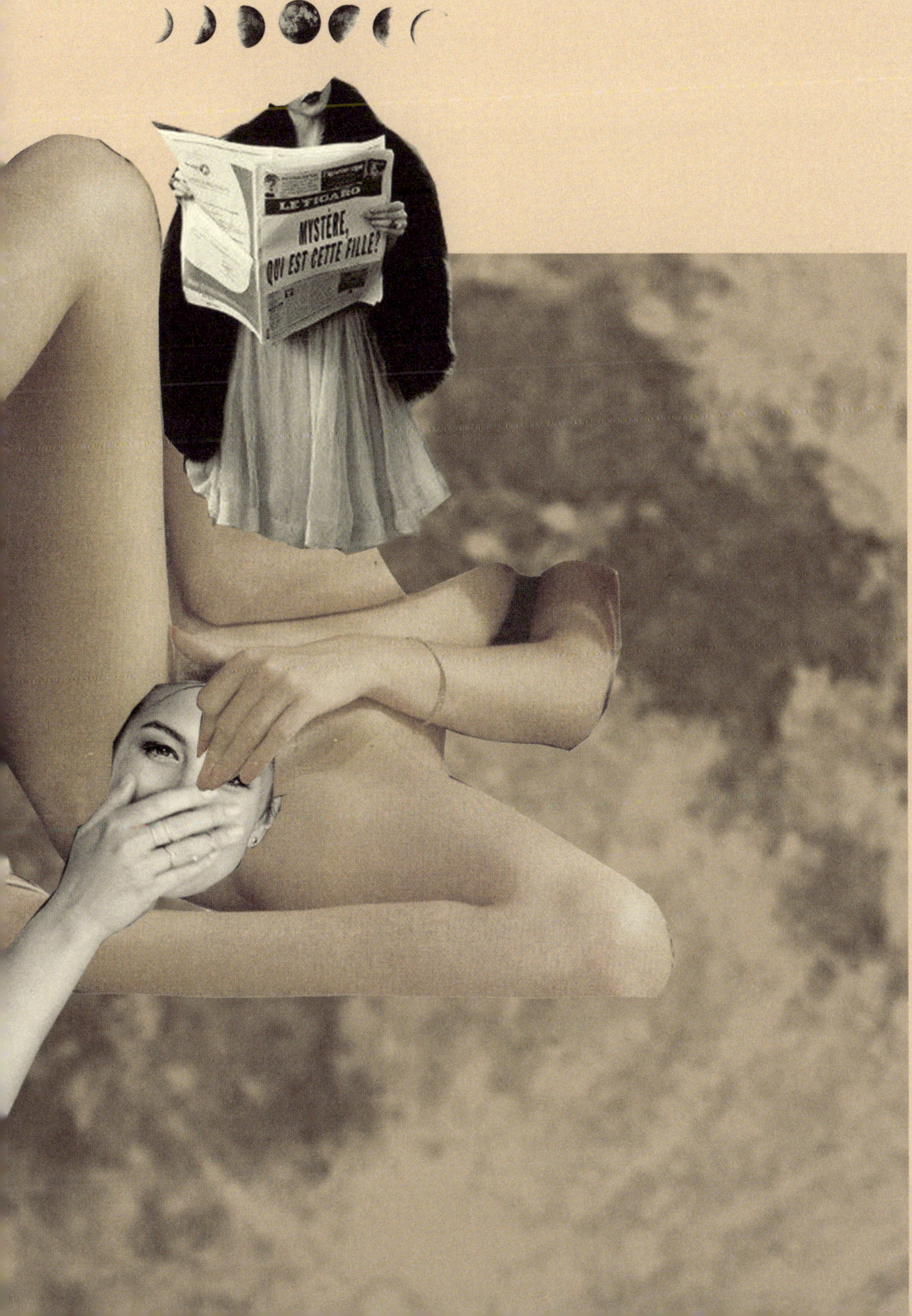
LE FIGARO
MYSTÈRE,
QUI EST CETTE FILLE?

eins

Seite 017–032

INVENTAR

FORM FOLLOWS FUNCTION

INVENTAR

FORM FOLLOWS FUNCTION

Neben Herz, Lunge, Harnröhre, Leber, Nieren, Gehirn, Beckenboden und anderen wichtigen Dingen existieren im Körper einer Frau auch einige sehr exklusive Errungenschaften, die einen Zyklus erst möglich machen. Welche Organe, Hormone und Hirndrüsen eine wichtige Rolle im Reproduktionsapparat spielen, wird im folgenden Kapitel übersichtlich erklärt.

DIE GEBÄRMUTTER – DER UTERUS

Sie ist etwa so groß wie eine sieben Zentimeter lange Birne. Sie besteht aus einer elastischen Muskelschicht und kann sich bei einer Schwangerschaft auf eine beachtliche Größe ausdehnen. In der Gebärmutter laufen viele der zyklischen Vorgänge ab. Eierstöcke, Eileiter, Gebärmutterschleimhaut, Muttermund, Zervix und Vagina sind Teile der weiblichen Geschlechtsorgane und unmittelbar mit der Gebärmutter bzw. Gebärmutterhöhle verbunden – oder spielen ihr zumindest über Umwege in die Hände. Die Gebärmutter gibt der Eizelle ein Zuhause, befreit sich in Form einer monatlichen Blutung von ihrer Schleimhaut oder beherbergt ein Baby von der Befruchtung bis zur Geburt. Oft wird das Wort „Gebärmutter" als Überbegriff für die Gesamtheit der weiblichen Geschlechtsorgane verwendet. Sie bezeichnet eber eigentlich nur den Teil von den Eileitern bis zur Zervix (Muttermund).

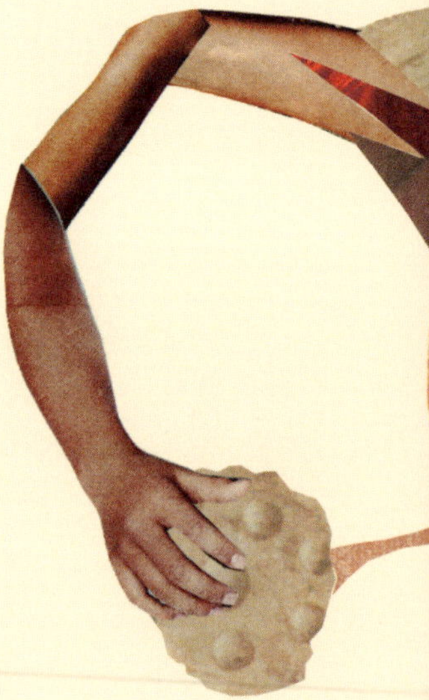

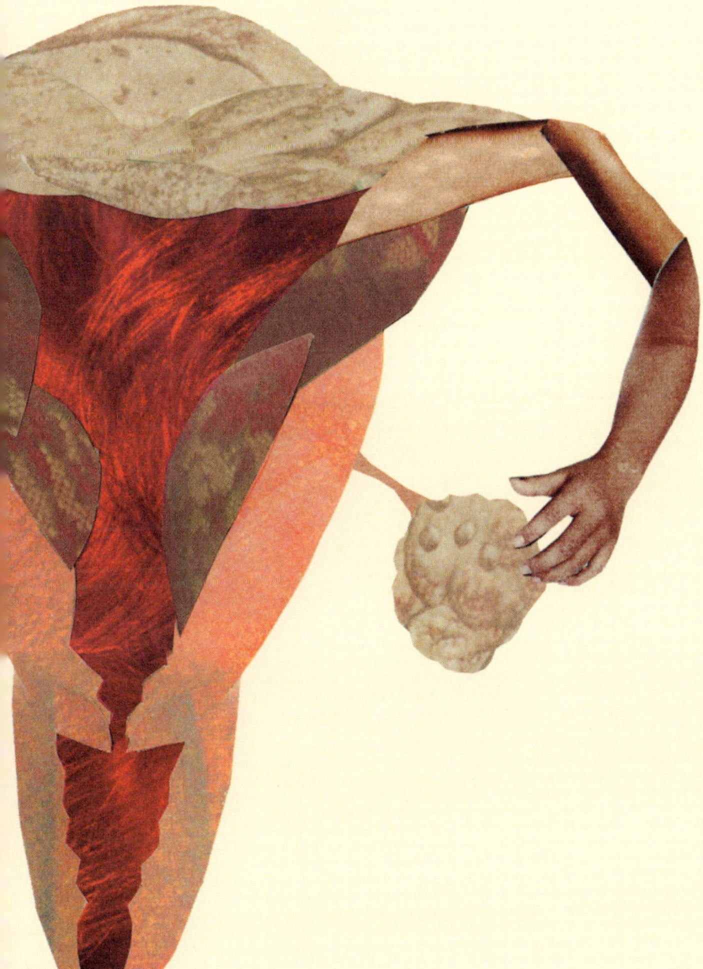

DIE GEBÄRMUTTERHÖHLE

Gebärmutterhöhle nennt man den zentralen, inneren Teil der Gebärmutter. Hier bildet sich die Gebärmutterschleimhaut (Endometrium), die bei ausbleibender Befruchtung der Eizelle abgestoßen und bei der Menstruationsblutung herausgespült wird. Das Endometrium besteht aus zwei Schichten: Die funktionale Schicht wird monatlich aufgebaut und ausgespült, und die basale Schicht kleidet die Gebärmutter immer aus. Die Gebärmutterhöhle dient dazu, ein heranwachsendes Baby über die Gebärmutterschleimhaut mit Sauerstoff und Nährstoffen zu versorgen.

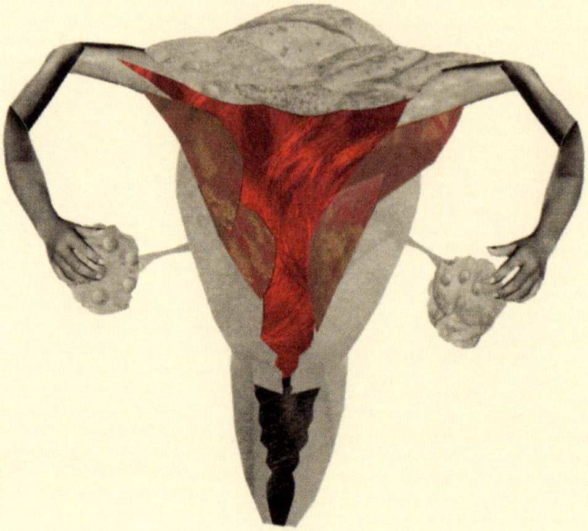

DIE EIZELLE

Sie ist die größte Zelle des menschlichen Körpers. Gut aufgehoben im Eierstock, hat jede Frau eine von Geburt an festgelegte Anzahl an Eizellen – neue werden nicht nachgebildet. Schon bei der Geburt eines Mädchens steht die Menge ihrer Eizellen fest – im Durchschnitt sind es pro Eierstock etwa zwei Millionen sogenannte Primärfollikel, deren Anzahl bis zur Pubertät auf etwa 400 000 sinkt. Von diesen wird dann nur ein Bruchteil zu stabilen, sprungreifen Eizellen ausgebildet. Geschieht das einmal im Monat, ergibt das durchschnittlich 400 reife, tolle Eizellen im Leben einer Frau. Falls ein Uterus Zwillinge beherbergt, waren entweder ausnahmsweise zwei Eizellen ausgereift und haben den Eierstock verlassen (dann entstehen zweieiige Zwillinge, die sich nicht ähnlicher sind als andere Geschwister auch) oder hat sich die befruchtete Eizelle bei der ersten Teilung komplett getrennt, sodass zwei identische befruchtete Eizellen vorhanden sind (dann entstehen eineiige Zwillinge, die sich gleichen wie ein Ei dem anderen). Übrigens gibt es kein festes Schema, nach welchem entschieden wird, von welchem der beiden Eierstöcke eine Eizelle springt. Das geschieht zufällig.

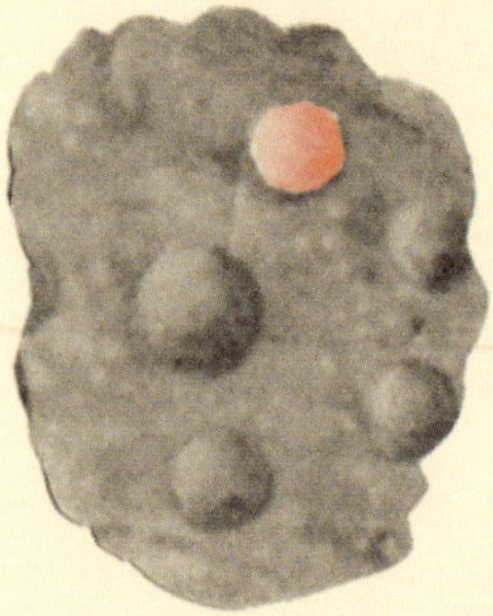

DIE EIERSTÖCKE

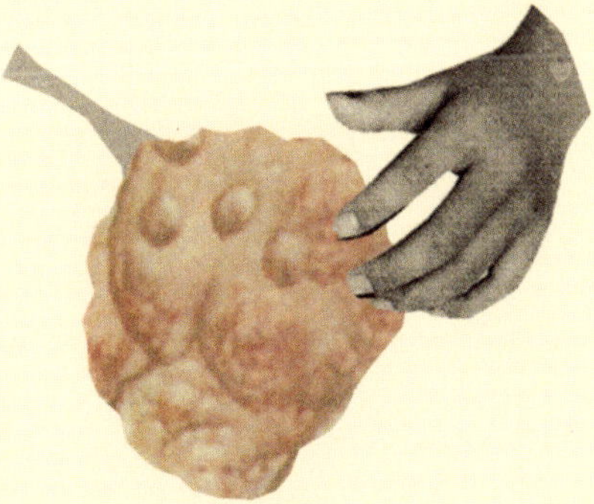

Sie sind etwa walnussgroß, sitzen rechts und links an den Eileitern und sind mit Bändern an der Beckenwand befestigt. In ihnen liegen die Eizellen bereit. Normalerweise teilt sich immer nur eine Eizelle in einem der beiden Eierstöcke, sodass eine reife Eizelle entsteht, die sprungbereit ist. Hier geschehen im Leben einer Eizelle sehr bedeutende Dinge – hier wird sie hübsch gemacht und reift in ihren Follikeln heran, bis die Eizelle in den Eileiter übergeht. In den Eierstöcken wird auch der Großteil des Hormons Östrogen gebildet.

DIE EILEITER

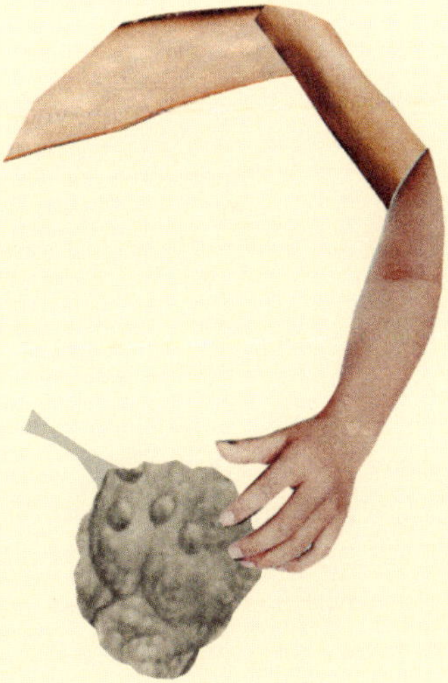

Links und rechts der Gebärmutterhöhle gehen zwei „Kanäle" ab, die sich Richtung Eierstöcke biegen. Sie bestehen aus Muskeln, sind innen mit feinen Flimmerhärchen ausgekleidet und bilden die Verbindung zwischen der Gebärmutterhöhle und den Eierstöcken. Die Eileiter sind elastisch und nehmen an ihrem trichterartigen Ende (Ampulle) die reife Eizelle vom Eierstock in sich auf. Sie transportieren die Eizelle mit Hilfe ihrer Flimmerhärchen und kleinen Muskelkontraktionen Richtung Gebärmutter. In den Eileitern oder vielmehr bereits in der Ampulle findet die Befruchtung der Eizelle durch eine Samenzelle statt.

GEBÄRMUTTERHALS UND
GEBÄRMUTTERMUND

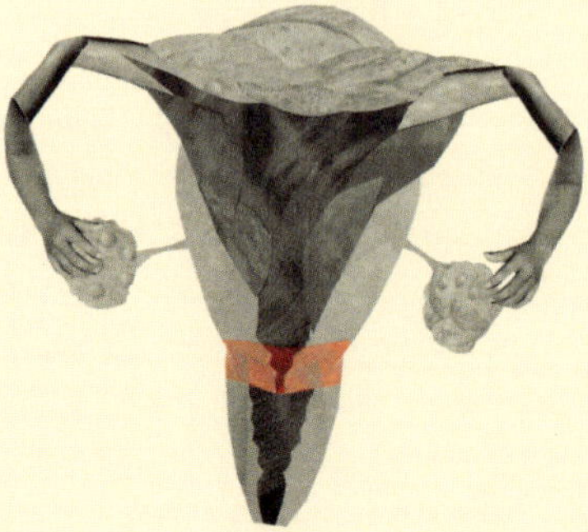

Zur Scheide hin wird die Gebärmutter schmaler. Der innere Muttermund bildet eine Enge, welche die Gebärmutter verschließt. Noch weiter unten kommt dann der äußere Muttermund, der in die Scheide ragt. Zwischen diesen beiden Muttermündern liegt die Zervix oder der Gebärmutterhals. Die Zervix ist ein sehr schmaler Kanal voller Drüsen, die den sogenannten Zervixschleim produzieren.

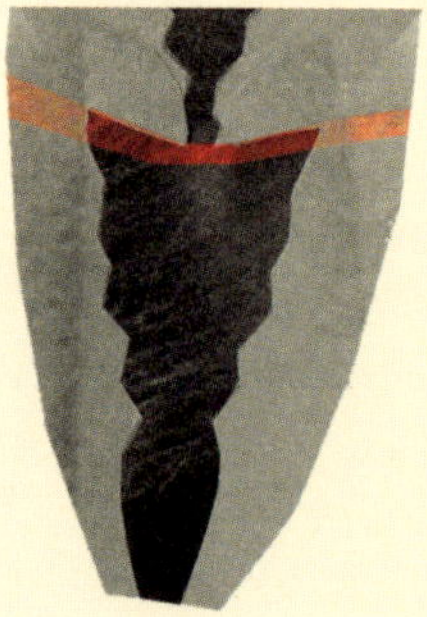

DIE VAGINA

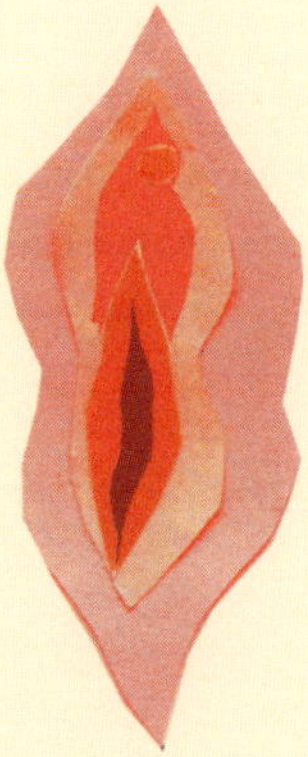

Die Scheide oder Vagina verbindet den äußeren Muttermund und den Scheidenvorhof, der von außen leicht zugänglich und fühlbar ist. Sie ist sozusagen der Zugang zur Gebärmutter. Sie ist etwa zehn Zentimeter lang bzw. tief und besteht aus einem festen Muskelschlauch. Durch die Vagina gelangen das Menstruationsblut und der Zervixschleim ins Höschen. Oder auch Spermien in die Gebärmutter hinein.

DER ZERVIXSCHLEIM

Während der unfruchtbaren Tage verschließt der dickflüssige Zervixschleim den Kanal, der von der Vagina zur Gebärmutterhöhle führt. Doch während im Eierstock eine Eizelle heranreift und der Eisprung naht, produzieren die Drüsen des Gebärmutterhalses viel Zervixschleim. Von Tag zu Tag wird er flüssiger und fast durchsichtig. Und dann ist er wieder ganz verschwunden. Je nach Konsistenz versperrt der im Muttermund befindliche „Zervixpfropf" den Zugang zur Gebärmutterhöhle und verhindert so, dass Krankheitserreger aus der Scheide in die Gebärmutter gelangen können. Außerdem erleichtert er den Samenzellen den Weg ins Innere der Gebärmutterhöhle. Er ist also sozusagen ein Befruchtungshelferbarometer oder ein gutes Zeichen zur Verhütung.

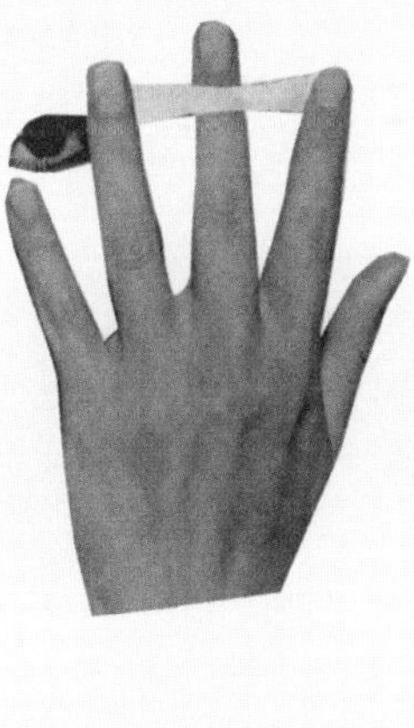

TROCKENE VAGINA / KEIN ZERVIXSCHLEIM

Unmittelbar nach der Menstruation fühlt sich die Vagina oft trocken an, und wir haben keinen Ausfluss im Höschen. Das liegt einmal daran, dass nicht besonders viel Zervixschleim produziert wird, und – falls man Tampons benutzt – auch daran, dass diese selbst den letzten Tropfen Sekret aufgesaugt haben.

FEUCHT

Oh, jetzt tut sich etwas. Wir haben ein wenig festen Ausfluss in der Unterhose. Im Eierstock scheinen Eizellen heranzureifen. Östrogen regt die Drüsen im Gebärmutterhals an, Zervixschleim zu produzieren. Falls Spermien die Vagina erreichen, können sie schon jetzt lange im Zervixschleim überleben und ausharren, bis eine Eizelle zur Befruchtung freigegeben wird. Wir rennen auf eine fruchtbare Phase zu, und um eine Schwangerschaft zu vermeiden, sollte jetzt sorgfältig verhütet werden.

NASS

Das Östrogen leistet Überstunden. Jeden Tag kann es jetzt zum Eisprung kommen. Die Zervixdrüsen produzieren flüssigen, durchsichtigen, fadenziehenden Schleim. Spermien fühlen sich besonders eingeladen und können in diesen feuchten Zeiten besonders leicht in die Gebärmutter und so auch zu einer Eizelle gelangen.

ÖSTROGEN

Östrogen ist ein körpereigenes Hormon, also ein sogenannter Botenstoff. Hormone verbreiten über die Blutbahn „Informationen" im Körper. Durch die verschiedenen Hormone werden unterschiedliche körperliche Vorgänge hervorgerufen. Sie geben sozusagen Anweisung, was die Organe zu tun haben. Östrogen ist ein weibliches Geschlechtshormon, das vor allem in den Eierstöcken, aber auch in der Nebennierenrinde, der natürlichen Fettmasse des Körpers und bei einer Schwangerschaft im Mutterkuchen, der Plazenta, gebildet wird.

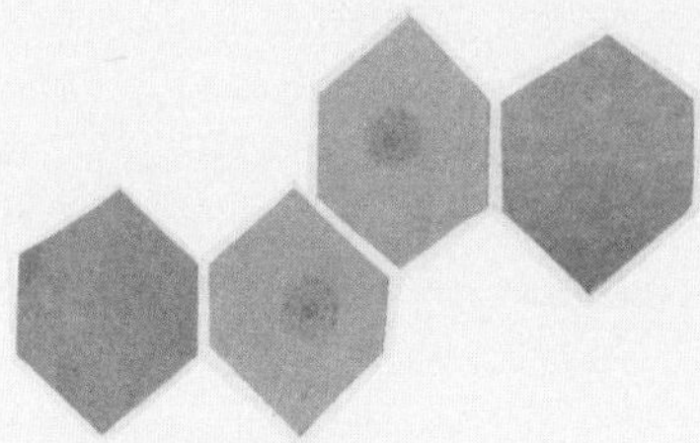

PROGESTERON

Progesteron, das Gelbkörperhormon, ist genauso wie das Östrogen ein weibliches Geschlechtshormon. Es wird ebenfalls in den Eierstöcken gebildet und ist als Botenstoff für die Vorbereitung auf eine Schwangerschaft zuständig. Es liefert also die Informationen für den Aufbau der Gebärmutterschleimhaut und deren Erhalt im Falle einer Schwangerschaft. Das Progesteron sorgt auch für den messbaren Anstieg der Körpertemperatur unmittelbar nach dem Eisprung. Diese kurzzeitig wärmere Körpertemperatur nennt man auch erhöhte Basaltemperatur.

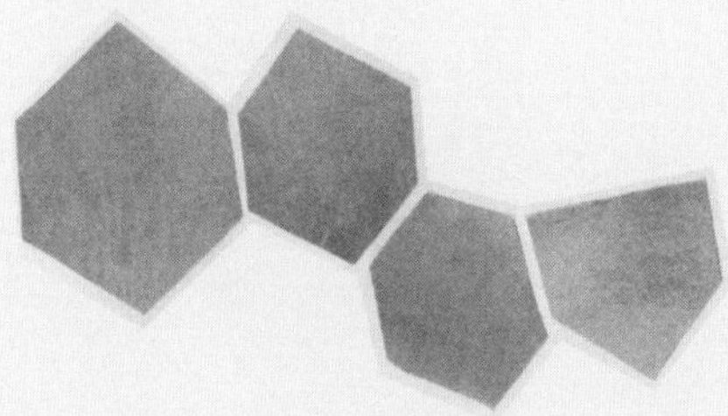

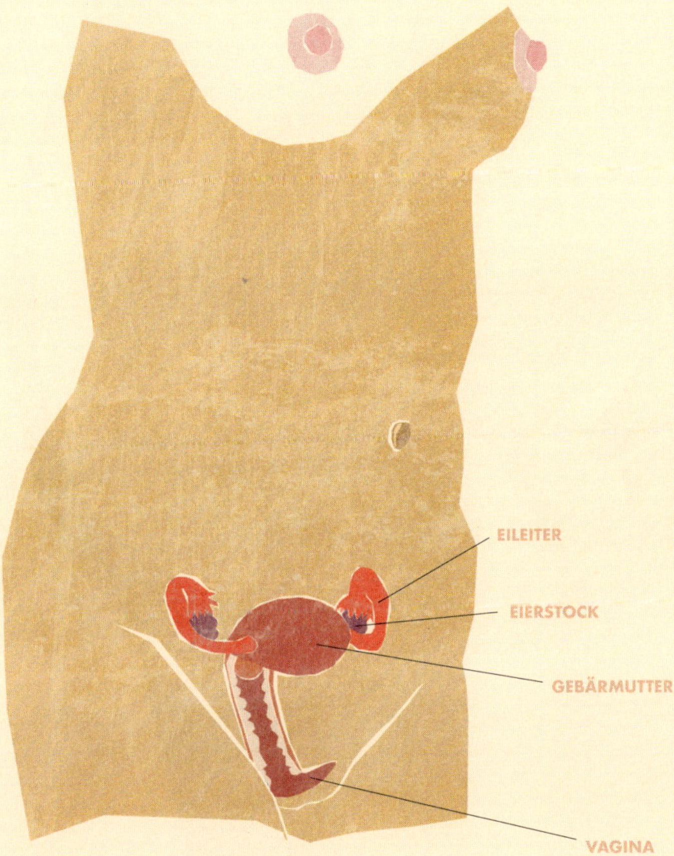
EILEITER
EIERSTOCK
GEBÄRMUTTER
VAGINA

SEITENANSICHT

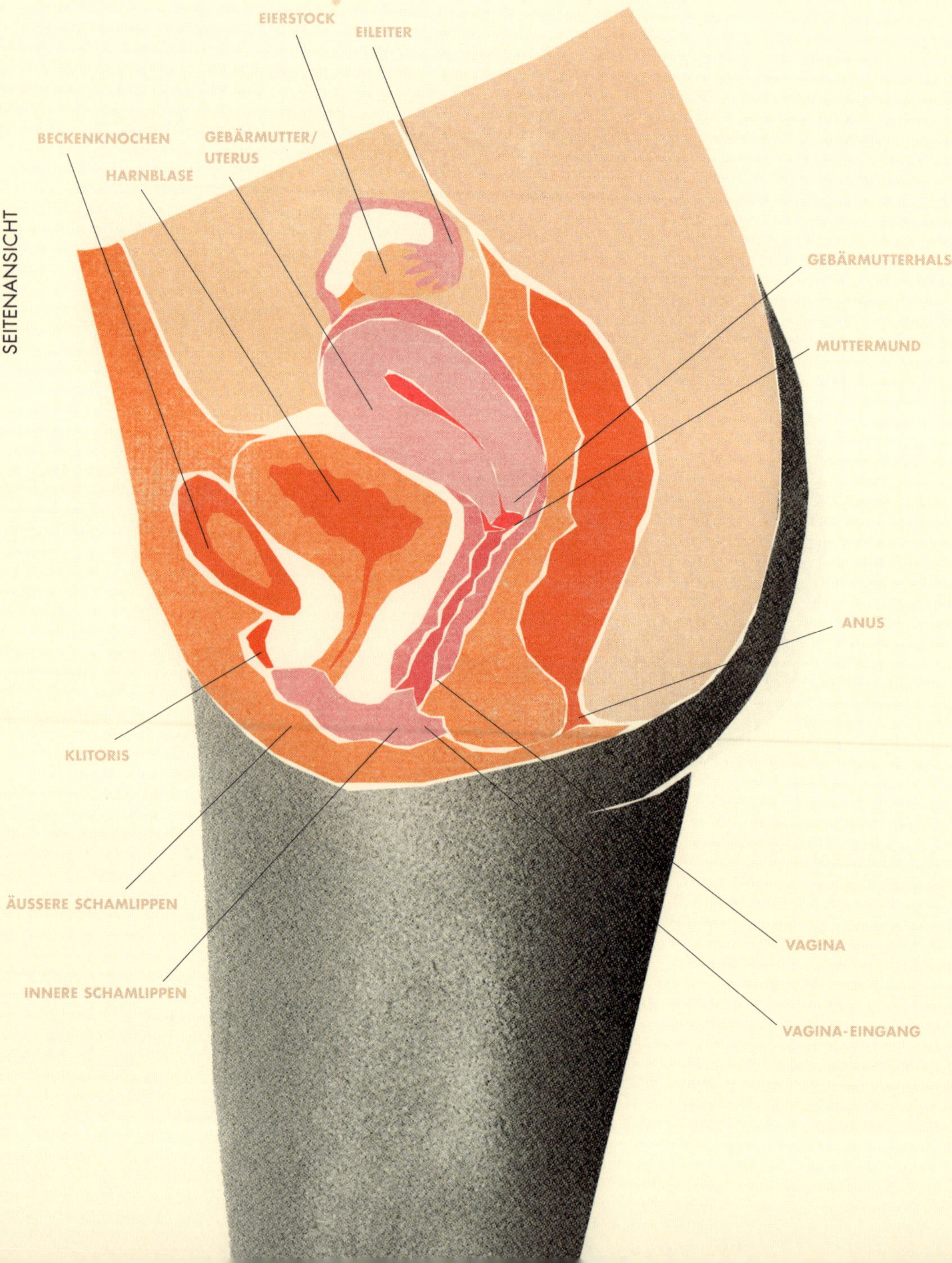

„ICH DENKE, DAS ALLERBESTE, DAS MAN GEGEN KÖRPERANGST, EKEL ODER SCHAM TUN KANN, IST, SICH SEHR GENAU MIT SICH AUSZUKENNEN. SICH DAMIT ZU BEFASSEN, WIE IRRSINNIG GEISTREICH UNSER KÖRPER GESTALTET IST. ALLES HAT SEINEN PLATZ, SEINE FUNKTION, UND EINE GEWISSE ÄSTHETIK KANN MAN SOLCHEN INNEREIEN AUCH NICHT ABSPRECHEN. WISSEN IST IN DIESEM FALL WENIGER MACHT ALS VIELMEHR ABENTEUER UND FREUNDSCHAFT MIT SICH SELBST."

L. S. ♀

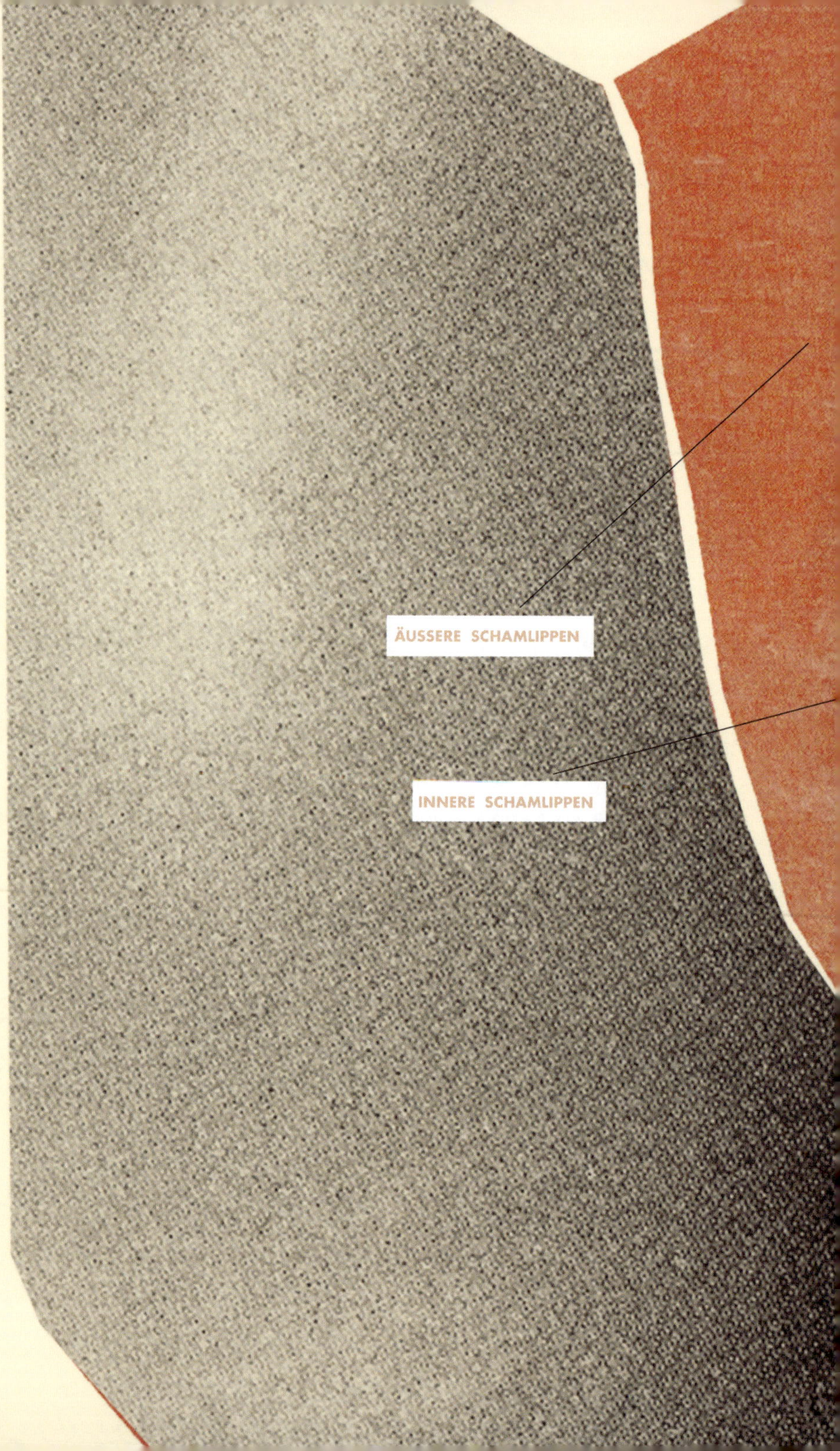

eins

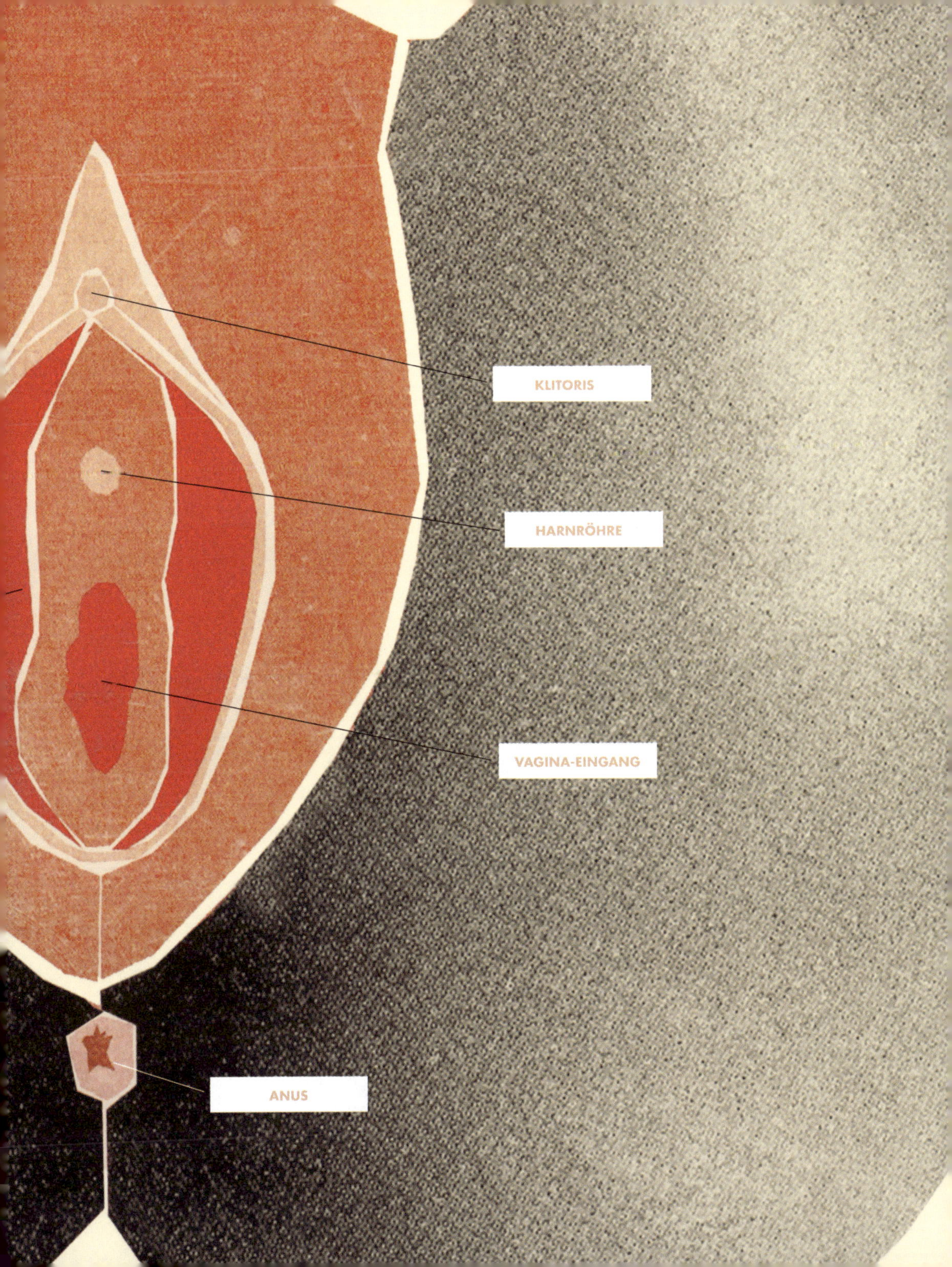
KLITORIS
HARNRÖHRE
VAGINA-EINGANG
ANUS

MONATSBLUT

DAS ELIXIER

Eigentlich müssten wir richtig routiniert sein im Bluten. In regelmäßigen Abständen verlieren wir immerhin mindestens eine halbe Kaffeetasse voll davon an unsere Lieblingshöschen, an Tampons, Binden, Mondtassen oder was noch so Platz in Handtasche und Vagina hat. Wir wissen zwar, dass es meistens anders aussieht als Wundblut und dass es vor allem anders riecht, aber was genau da unseren Körper verlässt, geht manchmal an der Unterwäsche vorbei und meistens auch an unserem Bewusstsein. Nicht hingegen hier: Wissenswertes aus dem Bluterus.

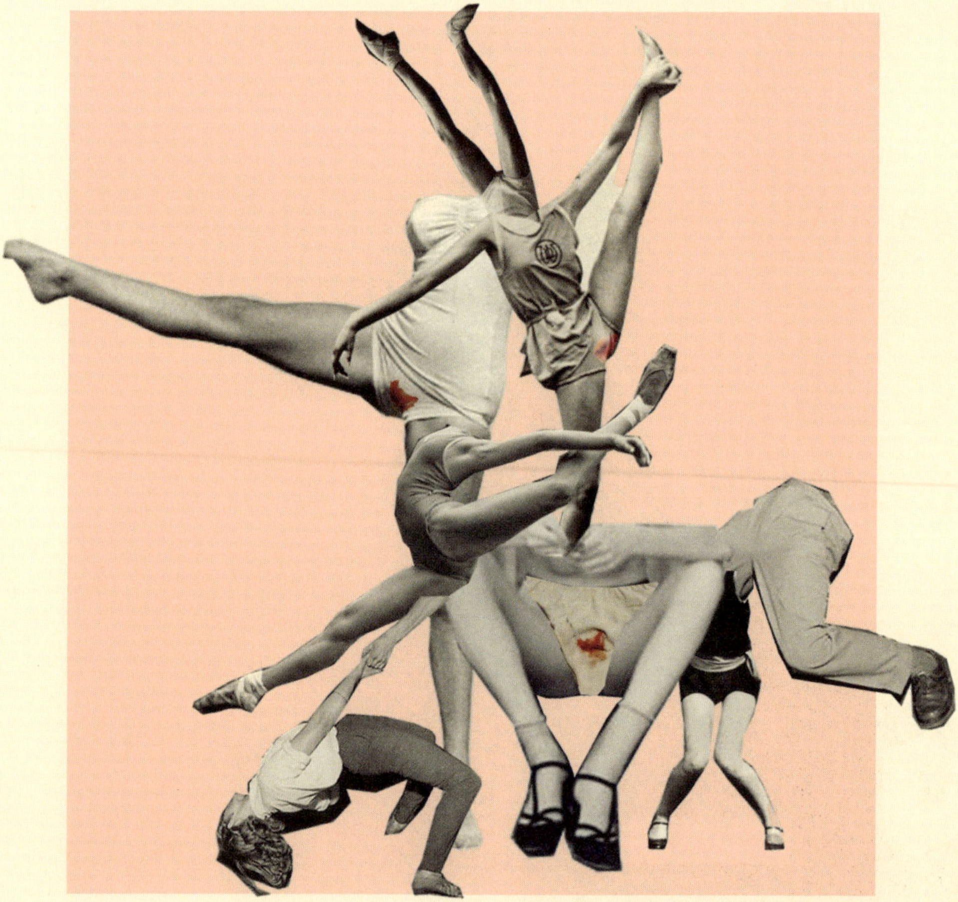

AUSSEHEN

Es mag vielleicht so aussehen wie gewöhnliches Blut, aber in Wirklichkeit ist das Menstruationsblut ein bisschen komplexer. Es besteht zum größten Teil aus dem Gewebe, das mal die Innenwände der Gebärmutter ausgekleidet hat. Diese funktionelle Schicht der Gebärmutterschleimhaut wächst während des Zyklus zu einer dicken Schicht heran, um ein gemütliches Zuhause für ein befruchtetes Ei zu werden. Wird die Eizelle nun aber nicht befruchtet, fließt die Schleimhautschicht aus der Vagina ab. Natürlich ist im Menstruationsblut auch richtiges Blut enthalten, deswegen auch die Farbe, aber es beinhaltet auch eine Mischung aus Geweberesten, Zervixschleim und Vaginalsekret. Das kann man in den ersten Blutungstagen gut erkennen. Das Blut ist zäh, dick, manchmal bräunlich und ein bisschen klumpig. Es handelt sich um Stücke der Gebärmutterschleimhaut, das ist völlig normal und ein gutes Zeichen – außerdem ist es das nährstoffreichste Blut unseres Körpers. Und noch eine Besonderheit unterscheidet das Menstruationsblut von gewöhnlichem Blut: Es gerinnt nicht, weil ihm in der Gebärmutter Stoffe zugesetzt werden, die das verhindern.

NORMAL UND NICHT SO NORMAL

Eine gesunde Periode kann eine ganze Palette von Rottönen beinhalten: Von Hellrot bis Burgunderrot ist alles dabei. Dunkelrot wird an der Luft zu einem satten Braun. Braune oder braunrote Schmierblutungen sind in der Mitte des Zyklus, beim Eisprung, zu Anfang oder ganz am Ende der Periode, komplett normal. Dabei werden ältere Rückstände ausgespült. Blutungen und deren Farbe sind unterschiedlich und verändern sich auch im Laufe des Lebens. Beobachtet man seinen Körper, kann man für sich selbst bald ganz genau feststellen, was normal ist und was nicht.

GERUCH

Manchmal können wir unsere Periode riechen, mal mehr und mal weniger. Sollte der Geruch störend sein, kann man Binden & Tampons einfach häufiger wechseln oder die äußeren Teile der Vagina mit milder Seife waschen. Achtung: Besser nicht übertreiben mit der Seife! Sie sollte nämlich nicht in die Scheide gelangen. Das brennt und stört das Klima dort unten. Und Vorsicht bei duftenden Tampons und Binden oder auch mit Vaginaldeos. Diese können Reizungen verursachen, zu Infektionen führen und den Geruch sogar verschlimmern. Darüber hinaus sind sie total unnötig. Vaginale Gerüche variieren während des Zyklus und auch innerhalb der Periode. Es ist völlig normal, sich an einigen Tagen frischer zu fühlen als an anderen. Falls der Geruch bedeutend unangenehmer ist als sonst, länger anhält oder mit Schmerzen bzw. Reizungen verbunden ist, sollte ein Arzt aufgesucht werden. Ebenfalls einen Arzt zu Rate ziehen bei:

- sehr schmerzhaften, schwächenden Krämpfen,
- außergewöhnlich starken Blutungen,
- Blutungen, die plötzlich sehr lange anhalten,
- sehr großen Gewebeklumpen im Blut,
- Schmierblutungen statt normaler Periode.

zwei

Seite 033–052

DER ZYKLUS

EIN MONATSZYKLUS, VOLLSTÄNDIG ERZÄHLT

DER ZYKLUS

EIN MONATSZYKLUS, VOLLSTÄNDIG ERZÄHLT

In Bezug auf den weiblichen Zyklus haben wir gewaltig die Hosen voll. In zweierlei Hinsicht: Zum einen haben wir wirklich die Höschen voll – in mittelschweren Fällen nur die Unterhose. Und zum anderen verfallen wir des Öfteren in panische Hysteriezustände, denen nüchterne Resignation folgt. Panik, weil irgendwas anders ist als sonst beim Bluten, weil vielleicht die Sache mit den Kindern im Raum steht oder eben überhaupt nicht im Raum sein soll. Weil die Arbeitskollegin der Schwägerin der Mutter genau diesen ziehenden Schmerz in der rechten Unterbauchgegend hatte, und dann war es Krebs. Und weil wir vielleicht nicht wirklich wissen, warum die Pille wirkt – gegen Babys, gegen Pickel und den normalen Hunger und gegen den Willen. Um bestenfalls die richtige Entscheidung für uns und unsere intelligenten Körper treffen zu können, müssen wir mehr wissen als das, was man uns zwischen Tür und Angel mal erzählt hat, in der fünften Klasse und beim Frauenarzt. Das ist nicht so einfach. In zwei Sätzen kann man, was den Zyklus betrifft, fast nichts richtig erklären. Auf den Folgeseiten steht schwarz auf weiß und in ein paar mehr Sätzen, wie das wirklich läuft mit dem Eisprung, welche Odyssee die Eizelle durchsteht und wie das so funktioniert mit der Befruchtung. Das ist nämlich nicht nur einfach gut zu wissen, sondern eine wirklich, wirklich große Sache.

„HEILIGER SCHEISS, WAS FÜR EIN KREIS! WAS ER HIER WOHL MACHT UND WIE ER WOHL HEISST? IST ER GEREIST ODER IST ER ENTGLEIST? UMKREISE ICH IHN LEISE, DANN WEISS ICH BESCHEID."

SHABAN & KÄPTN PENG

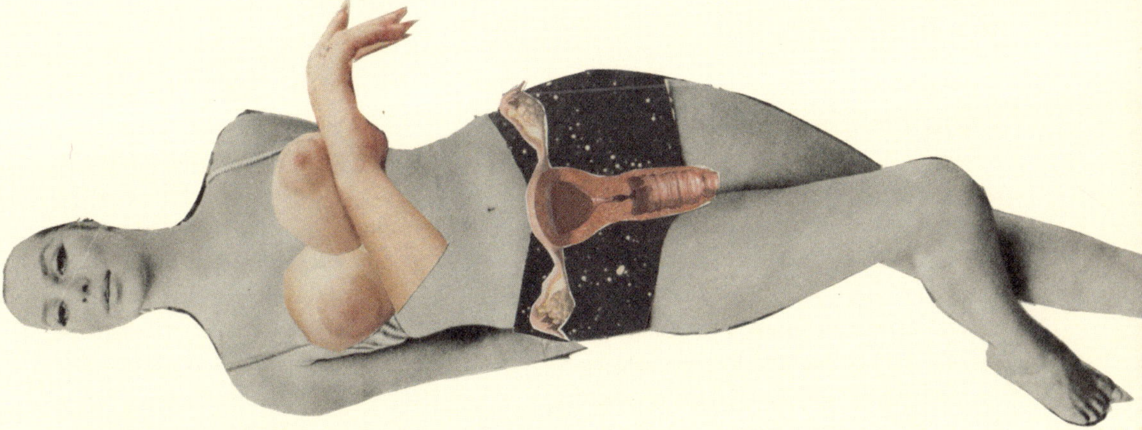

DER KREIS IN PERFEKTION

Um die Zusammenhänge während des Monatszyklus verstehen zu können, werden die Geschehnisse und Abläufe in zwei Teile gegliedert. Das ist nicht unsere Idee gewesen, das hat der Zyklus selbst so entschieden. Die Unterteilung in die erste und zweite Zyklushälfte dient deshalb nicht nur dem Verständnis, sondern vielmehr sind die zwei Zyklushälften Spiegel der Aufbauzeit und Abbauzeit in der Gebärmutter. Zwar sind alle Geschehnisse des Zyklus Teil eines großen Ganzen, jedoch ist die Auswirkung auf das Wahrnehmen von Körper und Gefühlen während der zwei Zyklushälften bisweilen ziemlich unterschiedlich. Viele Frauen merken genau, mit welcher Station des Zyklus ihr Uterus gerade beschäftigt ist. Dabei unterscheiden sich die Gemütszustände in der ersten Zyklushälfte manchmal klar von denen der zweiten. Auch die Beine, der Darm, das Herz und der Hunger verändern sich mit dem Fortschreiten des Monatszyklus. Weil man bei einem geschlossenen Kreis willkürlich einen Anfang festlegen muss, beginnen wir mit dem ersten Tag der Periode. Der erste Tag der Periode ist auch der erste Tag der ersten Zyklushälfte. Diese wird auch Follikelphase genannt. Die Dauer der ersten Zyklushälfte ist unterschiedlich, durchschnittlich sind es 12 bis 14 Tage. Tag eins markiert den ersten Tag der Periode. Nach 12 bis 14 Tagen, oder auch noch später, findet der Eisprung statt. Nach dem Eisprung beginnt die zweite Zyklushälfte – auch Lutealphase oder Gelbkörperphase genannt. Deren Länge beträgt 12 bis 14 Tage. Die Dauer der beiden Zyklushälften zusammen ergibt die Länge des Monatszyklus. Da 28 Tage einem Monat entsprechen, spricht man von einem Monatszyklus, wobei die Länge der ersten Phase von Frau zu Frau und auch bei ein und derselben Frau variieren kann. In diesem Kapitel werden die Zusammenhänge, Abläufe und Eigenheiten des Monatszyklus vom ersten bis zum letzten Tag erklärt. Nach der Erfindung des Kreises ist die Periode nämlich das absolut Nützlichste.

DIE ERSTE ZYKLUSHÄLFTE

Tag eins ist der erste Tag der Blutung und somit der erste Tag der ersten Zyklushälfte. Es beginnt also mit dem ersten Tropfen Blut und damit, dass es sich hierbei nicht um gewöhnliches Blut aus einer Schürfwunde handelt. Wir bluten, weil die Schleimhaut, die in der Gebärmutter herangewachsen ist, sich von dieser löst und abgestoßen wird. Sie hat sich über Wochen dort aufgebaut, als Vorbereitung auf eine Schwangerschaft – denn die Schleimhaut wächst deshalb in der Gebärmutter heran, damit sich eine gegebenenfalls befruchtete Eizelle dort einnisten und zum Baby werden kann.

KEIN MATCH, KEIN BABY – ABER IMMERHIN 'NE PERIODE

Wurde die Eizelle nicht befruchtet, brauchen wir die Schleimhaut nicht mehr. Sie lockert ihre feine Struktur, ihre Drüsenzellen ziehen sich in die Gebärmutterwand zurück, und die Schleimhaut verlässt als zähes, dickflüssiges und dunkles Blut unseren Körper. Der Uterus kommuniziert über Hormone mit dem Gehirn. Diese sind sozusagen der Übermittler für Informationen im Körper – sie schießen mit dem Blut durch ihn hindurch, gelangen überallhin und tragen Informationen von einem Organ zum nächsten. So gelangt die Neuigkeit, dass es nicht zu einer Schwangerschaft gekommen ist, an das Gehirn. Davon merken wir nichts – unser Hirn bearbeitet die Informationen, ohne dass etwas davon im Bewusstsein ankommt. Dann sendet es über die Hormone das Signal zur Abblutung der Schleimhaut an die Gebärmutter.

Damit die Schleimhaut aus der Gebärmutter rausbluten kann, sinkt die Konzentration der Geschlechtshormone Progesteron und Östrogen im Blut ab. Dies ist das Signal für die Zellen der Gebärmutterschleimhaut, sich zusammenzuziehen. Die Drüsen des Gewebes fallen ein, die Zellen und Gefäße lösen ihre Verbindungen. Der ganze feine Aufbau der Schleimhautstruktur wird richtig schön zerstört. Das ist ein bisschen wie früher beim Lego, wenn man fein säuberlich den ganzen langen Nachmittag Riesenvorstädte gebaut hat, um sie abends triumphal brüllend und mit voller Hausschuhwucht zu zertreten. In der Gebärmutter passiert das alles eleganter und etwas erwachsener: Die Schleimhautstruktur fängt an zu zerfließen, wodurch die Blutung beginnt. Die Menstruation ist der Zeitpunkt, an dem ein neuer Zyklus seinen Anfang nimmt.

TAGE DES AUFRUHRS

Die Dauer der Blutung beträgt, je nach individueller Lebenslage und Lebensphase, zwischen vier und sieben Tagen. Das ist von Frau zu Frau völlig unterschiedlich. Die Menge des Blutes bewegt sich zwischen 50 und 80 Millilitern. Das ist nur allerhöchstens eine halbe Kaffeetasse voll. Morgens, wenn es sich manchmal so anfühlt, als müsste man die drei Meter zum Bad wie verrückt rennen, damit der Tampon nicht mit einem Sturzbach Blut in die Unterhose gespült wird, würden sicher viele einen Eid darauf schwören, dass es mehrere Liter sind.

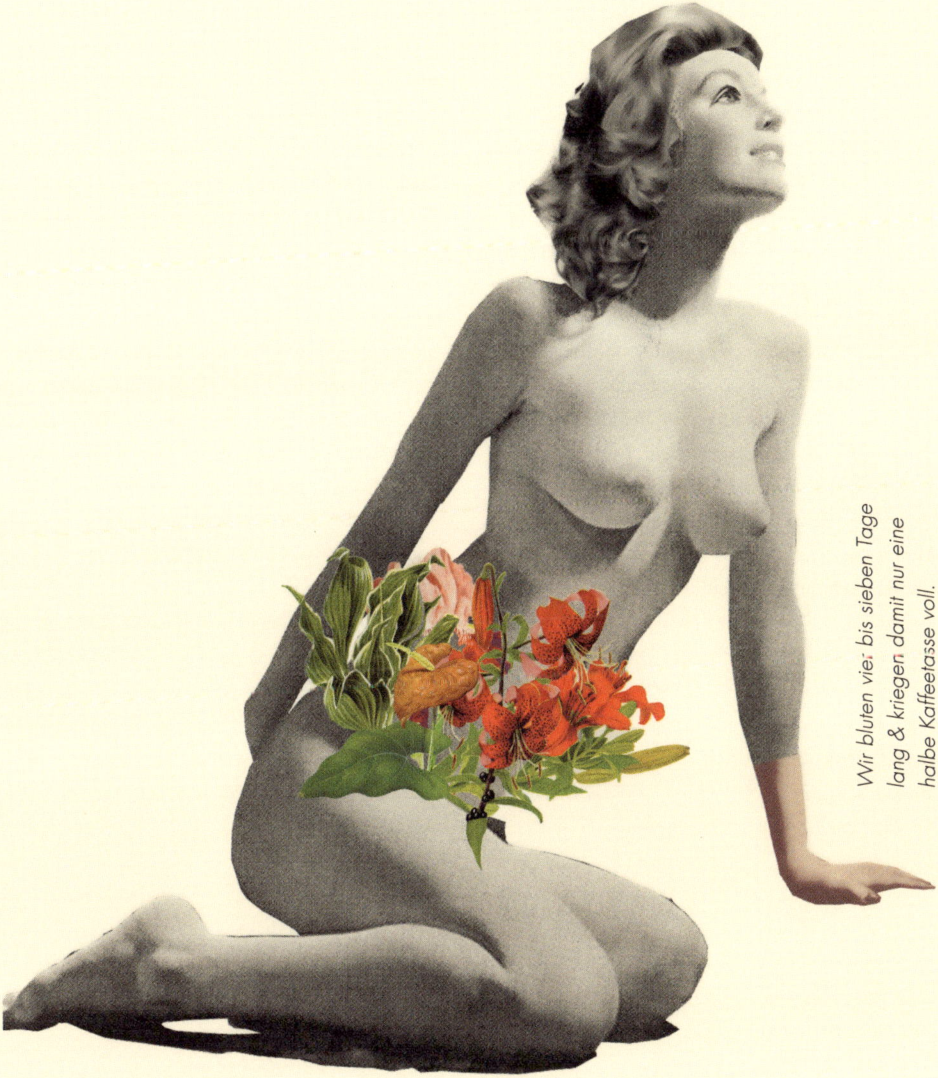

Wir bluten vier bis sieben Tage lang & kriegen damit nur eine halbe Kaffeetasse voll.

Die erste Zyklushälfte erstreckt sich also von dem ersten Tag der Menstruation bis zum Tag des Eisprungs. Etwas weniger als eine Woche ist unsere Gebärmutter dann damit beschäftigt, die Reste der für den Embryo gebildeten Schleimhaut auszustoßen.

Wir haben unsere Tage, die Periode, Besuch aus Rotenburg, den Blutsbruder oder unsere Menstruation … Wie immer wir es auch nennen mögen, die Schleimhaut der Gebärmutter läuft uns Richtung Unterhose. In den ersten zwei von in der Regel vier bis sechs Menstruationstagen handelt es sich um dickes, nicht gerinnendes Uterusblut. Es ist das nährstoffreichste Blut des gesamten Körpers. Da es kein gewöhnliches Blut ist, sondern eigentlich eine Brutstätte für den Embryo sein sollte, gerinnt das Tageblut nicht. Es ist auch nicht so flüssig wie normales Blut, und es ist reich an Vitaminen, Eiweißstoffen, Kupfer, Eisen und einigem mehr. Wir sollten es ehren, wir bluten hochgerechnet nämlich ungefähr 2300 Tage lang – in ca. 35 bis 40 Jahren. In den ersten beiden Tagen verlieren wir mindestens zwei Drittel der gesamten Tageblutmenge einer Menstruation. Auf die restlichen anderen Tage verteilt sickert das letzte Drittel. Deshalb sind oft die Schmerzen in den ersten paar Tagen am heftigsten, und wir brauchen die dicksten Tampons oder Binden.

Jede Frau besitzt eine bestimmte und unveränderbare Anzahl an Eizellen. Diese ruhen in den beiden Eierstöcken, rechts und links der Gebärmutter am Ende der Eileiter. Noch während die Frau blutet, regt das sogenannte follikelstimulierende Hormon (FSH) das Wachstum neuer Eizellen an. Follikel nennt man die feinen Hüllen, die sich um die Eizellen bilden, während sie im Eierstock heranreifen. Deshalb heißt die erste Zyklushälfte auch Follikelphase. Das FSH regt die Eizellen und ihre Follikel an, einen Wachstumsschub vorzunehmen. In den folgenden Tagen, den Tagen am Ende und unmittelbar nach der Menstruation, überholt ein Follikel den anderen. Sie liefern sich ein fieses Wettwachsen im Eierstock, wer von ihnen am stabilsten werden kann. Dadurch, dass sich eine Eizelle herausbildet, deren Follikel besonders stabil ist, der Cheffollikel sozusagen, ergibt sich die Auswahl der Eizelle, die bereit für den Sprung in die Gebärmutter ist. Der cheffigste springt, die anderen bleiben im Eierstock zurück.

Durch Unterstützung des FSH entwickelt sich der am stabilsten reifende Follikel immer schneller und bildet eine beachtliche Zellstruktur um die Eizelle – dabei teilen sich die Zellen sehr häufig, wachsen erneut und teilen sich wieder. Der Follikel hat nämlich nur knapp zwei Wochen Zeit, sich auszubilden, bis ihn der Eierstock an den Eileiter freigibt.

Jede Frau besitzt von Geburt an nur eine bestimmte & unveränderliche Anzahl an Eizellen.

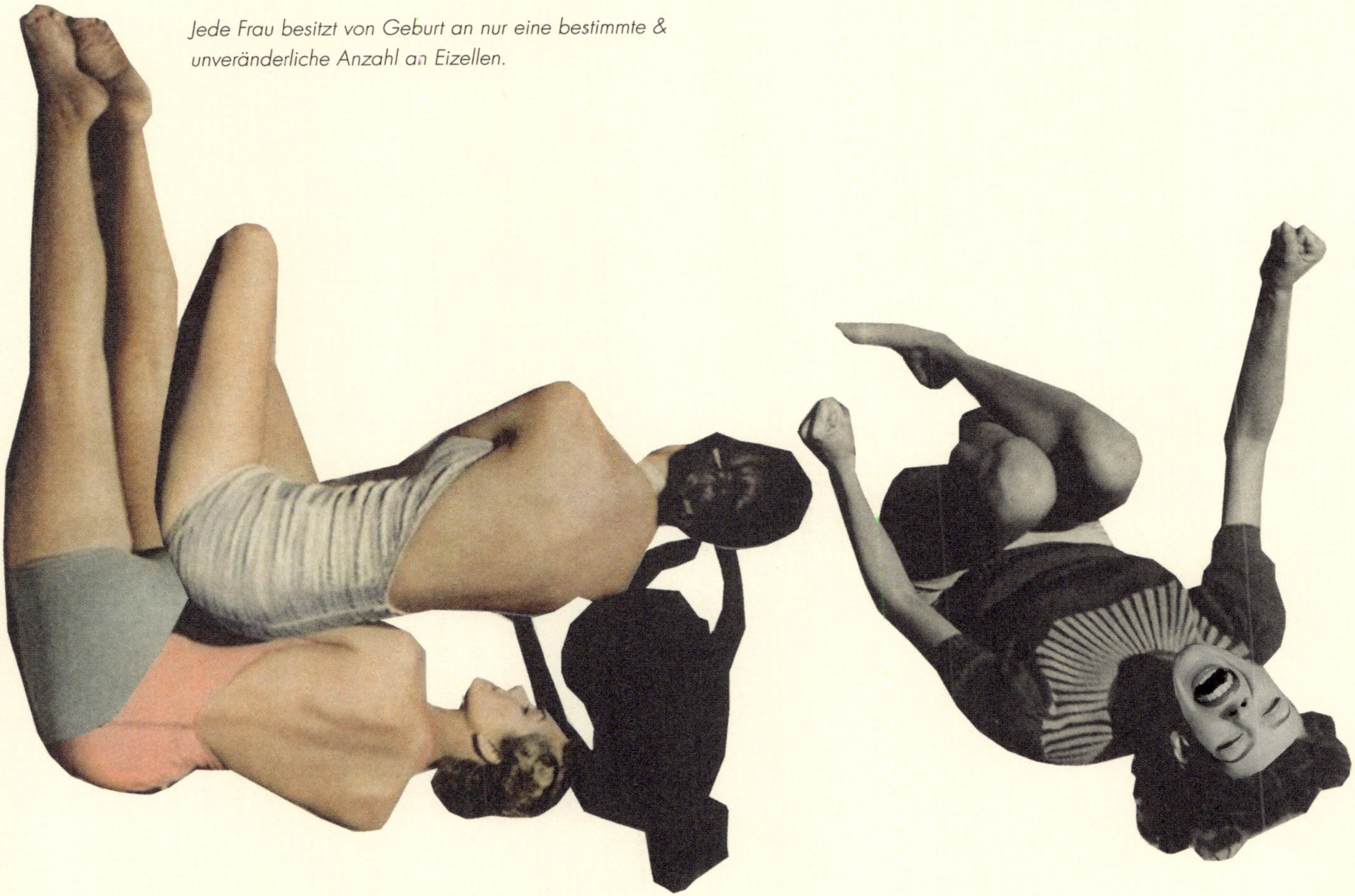

FANTASTIC FOLLIKEL

Der schützende Follikel sorgt für die Eizelle vor und produziert schon im Eierstock Östrogen. Je größer der Follikel wird, desto mehr Östrogen kann er bilden und ans Blut abgeben. Deshalb steigt der Hormongehalt im Blut jetzt von Tag zu Tag mit zunehmender Geschwindigkeit an. Das ist auch für das Wachstum der Schleimhaut von Bedeutung, welche die Gebärmutter ausgekleidet haben soll, wenn der Eisprung stattfindet. Das Östrogen sorgt also auch dafür, dass, falls die Eizelle nach dem Eisprung befruchtet wird, die Gebärmutter gut auf den Embryo vorbereitet ist. In die Gebärmutterschleimhaut soll sich nämlich die gegebenenfalls befruchtete Eizelle einnisten können.

Der Vorgang des Follikelwachsens ist so fein und genau, dass fast immer nur in einem der zwei Eierstöcke ein Follikel heranwächst, der groß und reif genug ist für den Eisprung. Das bedeutet, dass am Ende des Wachstumskampfes meistens nur eine Eizelle bereit ist. Dadurch wird die Chance auf Zwillinge oder Drillinge minimiert, denn dafür bräuchte es mehrere reife Eizellen, die zur Befruchtung freigegeben werden. Bei eineiigen Zwillingen teilt sich die befruchtete Eizelle in mehrere Zellen mit identischem Erbgut – es entstehen Zwillinge, die sich unglaublich ähnlich sehen. Anhand dieser Abläufe ist schon gut zu erkennen, wie fein die Ereignisse in unserem Körper aufeinander abgestimmt und getaktet sind. Alle Geschehnisse sind untrennbar miteinander verbunden – sie bauen zwangsläufig aufeinander auf.

DIE SCHLEIMHAUT WÄCHST WIE UNKRAUT

Das vom Follikel wie verrückt gebildete Östrogen, das gerade hoch konzentriert in unserem Körper unterwegs ist, gelangt also über die Blutbahn zur Gebärmutter. Die Schleimhautzellen, die mit Beginn der Monatsblutung aus der Gebärmutterwand herausgespült wurden, werden wenige Tage nach dem Ende der Blutung durch neue Zellen ersetzt, sodass wieder eine funktionelle Schleimhaut aufgebaut werden kann. Vom Zeitpunkt nach der Monatsblutung bis zum nächsten Eisprung wächst diese Zellschicht auf das Vierzigfache ihrer Größe an. Also von einem Zehntelmillimeter auf vier Millimeter Dicke. Bis zum nächsten Eisprung hat sich eine dicke Schleimhaut in der Gebärmutterhöhle ausgebildet.

MULTITASKING UTERUS

In jeder Ecke der weiblichen Geschlechtsorgane passiert in der ersten Zyklushälfte etwas anderes: Erst bluten die Reste des letzten Zyklus aus der Gebärmutter aus, dann wachsen im Eierstock frische Eizellen heran, von denen eine bereit gemacht wird für den „Sprung". Gleichzeitig bildet sich in der Gebärmutterhöhle eine dicke Schleimhautschicht als Vorbereitung auf eine Schwangerschaft. Und schließlich verändert das Östrogen noch weitere Teile der Gebärmutter – alles, um eine Befruchtung der Eizelle so einfach wie möglich zu machen. Die Weichen sollen gestellt sein, falls sich eine Samenzelle in den Uterus verirrt.

PFLEGETIPPS FÜR DIE ANSPRUCHSVOLLE EIZELLE

Es kann nichts Neues berichtet werden als der Klassiker: Rauchen, alkoholische Genussgetränke und wenig Schlaf, genauso wie viel Stress und all die anderen spaßigen Dinge sind die Killer der Eizellen. Deshalb hier eine Warnung: Wir haben nur eine bestimmte Anzahl an Eizellen, und traurigerweise werden die auch nicht nachproduziert. So einiges lässt sich reproduzieren im 21. Jahrhundert: Brüste und Kopfhaare, Daumennägel und Schamlippen. Aber eine Eizelle ist da sehr stur. Die hat überhaupt keinen Bock auf plastische Chirurgie und Magerwahn. Und schon gar nicht auf Heckmeck mit der Gesundheit. Also, haushalten mit dem Rausch!

Das Östrogen verändert vor dem Eisprung auch den Muttermund. Unmittelbar vor dem Eisprung wird er weicher, zieht sich ein Stück zurück und öffnet sich etwas, sodass das Eindringen der Spermien so leicht wie möglich funktioniert. Schlauer, schlauer Körper!

Der Zervixschleim wird von feinen Drüsen gebildet, die den Gebärmutterhals säumen. Der Gebärmutterhals führt vom äußeren Muttermund zur Gebärmutterhöhle. Weil der Zervixschleim dort gebildet und ausgesondert wird, nennt man den Gebärmutterhals auch Zervix. Klar, irgendwie. Ist dieser Zervixschleim von zäher Konsistenz, verstopft er zwischen dem Ende der Blutung und dem Eisprung den Muttermund. Er macht das Tor zur Gebärmutter quasi zu. Da zu dieser Zeit eine Befruchtung eh nicht möglich ist, versucht der Körper, das Eindringen von Samenzellen durch den dickeren Zervixschleim zu erschweren. Der smarte Uterus behält sich nämlich vor, nur dann für ein barrierefreies Durchrutschen der Spermien zu sorgen, wenn da auch eine Eizelle wartet. Kurz vor dem Eisprung wird der Zervixschleim immer flüssiger und macht so den Weg frei, um möglicherweise ein paar Millionen Spermien durch den Muttermund hindurch zur Eizelle flutschen zu lassen. Unser Körper ist von Natur aus so programmiert, alle Weichen dafür zu stellen, dass zur Zeit des Eisprungs eine Befruchtung so einfach wie möglich vonstattengehen kann.

ALLES KLAR SO WEIT

Jetzt kommt die Hirnanhangdrüse ins Spiel: In der Gebärmutter ist alles für den Eisprung bereit. Die Gebärmutterschleimhaut ist dick und weich herangewachsen, die Eizelle im Eierstock ist reif genug für den „Sprung", der Gebärmutterhals spuckt jede Menge glasklaren, glitschigen Zervixschleim, und der Muttermund ist weich und geöffnet. Die Hirnanhangdrüse misst den Spiegel des Östrogens im Blut, das durch sie hindurchströmt. Sie wartet, bis es eine bestimmte Konzentration erreicht hat. Dieser Grenzwert ist bei jeder Frau anders und variiert von Zyklus zu Zyklus. Die Grenze, die der Östrogenspiegel im Blut übersteigt, markiert den Zeitpunkt, an dem die Eizelle reif für den Eisprung ist. Denn erst dann, wenn sie groß genug ist, kann der Follikel so viel Östrogen ausschütten, dass die Hormonkonzentration den Grenzwert überschreitet. Ist das passiert, gibt die Hirnanhangdrüse das LH („luteinisierendes Hormon" – fördert den Eisprung und ist für die Gelbkörperbildung zuständig) in den Blutkreislauf ab. Alles auf einmal – damit beginnt der Eisprung.

In dieser „bewegten Zeit" des Zyklus fühlen sich viele Frauen stärker und unternehmungslustiger als sonst. Passiert ja auch viel, zumindest im Unterbauch. Das spiegelt sich manchmal im Leben wider. Plötzlich scheint das Abenteuer sehr interessant, und bestimmte Männer riechen viel besser – was ein Abenteuer mit ihnen interessant macht.

„MAN SPRICHT NICHT BEIM ERSTEN DATE ÜBER SO WAS, ABER SPÄTESTENS NACH EIN PAAR MONATEN SIND ES DOCH NUR FAULHEIT UND ANGST, DIE EINEN DAVON ABHALTEN KÖNNTEN. ANGST VOR FREMDHEIT UND FLÜSSIGKEITEN.“

F. B. ♂

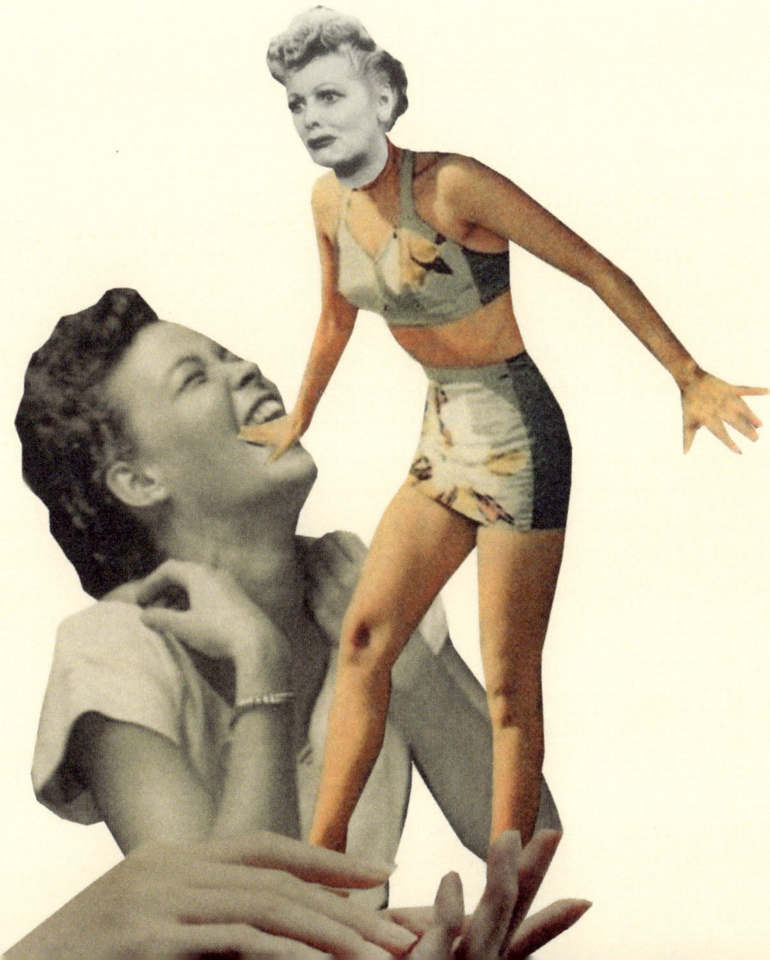

DER EISPRUNG – DIE HEISSE PHASE

Die Eizelle suhlt sich, geschützt durch ihren Follikel, fett und sprungbereit im Eierstock. Die Hormone schießen wie wild durch unsere Blutbahn, und alles ist in Aufbruchstimmung. Damit die Eizelle den Follikel im Eierstock verlassen und in den Eileiter springen kann, muss sich die Follikelwand um die Eizelle lockern und lösen. Den Follikel nimmt sie nämlich nicht mit auf ihrem Weg. Das LH im Blut sorgt dafür, dass sich die Follikelzellen lösen. Sie werden löchrig, sodass eine Lücke in der Follikelwand entsteht und somit auch in der Wand des Eierstocks. Durch diese Lücke wird die reife Eizelle in die Bauchhöhle gespült. Die Eizelle befindet sich nun in einer Art „Grauzone". Denn die Eizelle wird, entgegen der weitverbreiteten Annahme, nicht direkt beim Verlassen des Eierstocks vom Eileiter entgegengenommen.

Der Eisprung ist eher ein „Eischwumm".

NICHTSPRINGER

Eierstock und Eileiter sind nicht direkt verbunden. Nein, der Eierstock gibt die reife Eizelle durch das Aufplatzen der Follikelwand in die Bauchhöhle frei. Das Wort Höhle mag, rein wörtlich, Sicherheit vermitteln, aber in Wahrheit dümpelt unsere reife und schick herausgeputzte Eizelle erst einmal blind und orientierungslos im Bauchraum herum. Dann erst findet der Eileiter, wie ein kluges Rüsselschwein, die Eizelle und nimmt sie sicher in sich auf. Das funktioniert, weil der zurückgelassene Follikel Botenstoffe aussendet, die vom trichterförmigen Ende des Eileiters erkannt werden. So kann dieses bewegliche, schlaue Kerlchen die Eizelle sicher in sich aufnehmen. Es ist kein richtiger Sprung, eher ein fließender Übergang – nichtsdestotrotz ein großes Ereignis. Der Eisprung ist, wenn man es genau nimmt, eher ein „Eischwumm". Aber trotzdem nicht weniger spektakulär und außerdem sehr nützlich. Nachdem die Eizelle den Eierstock verlassen hat, schließt sich der Follikel wieder. Dabei entsteht ein Hohlraum, in dem sich gelbliche Pigmentzellen einlagern, weshalb dieses Gebilde auch Gelbkörper genannt wird. Der nicht weiter gebrauchte Follikel heißt nach der Freigabe der Eizelle also Gelbkörper. Der Zeitraum vom Eisprung bis zum Ende des Zyklus, die zweite, nun folgende Zyklushälfte also, wird deshalb auch Gelbkörperphase genannt.

STATIONEN DES ZYKLUS
BEI EINER DURCHSCHNITTLICHEN
DAUER VON 28 TAGEN

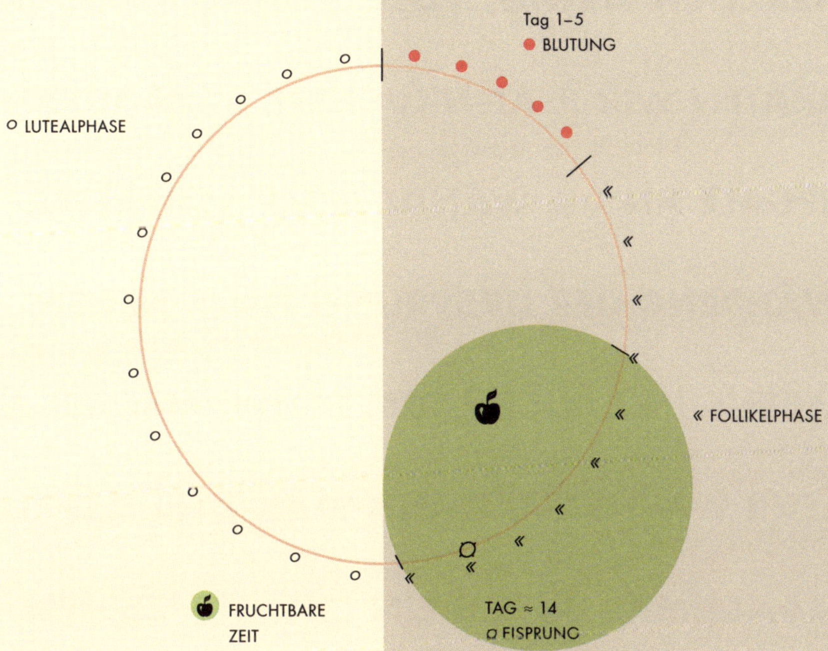

ZWEITE ZYKLUSHÄLFTE **ERSTE ZYKLUSHÄLFTE**

VON ALL DEN UNGLAUBLICHEN HELDENTATEN DES WEIBLICHEN ORGANISMUS SPÜREN WIR HERZLICH WENIG. VÖLLIG UNBEEINDRUCKT BRATEN WIR PFANNKUCHEN, SCHRAUBEN REGALE AN DIE WÄNDE ODER SCHLAFEN, WÄHREND DER URSPRUNG EINES NEUEN LEBENS IM BAUCHRAUM SCHWIMMT. IST MAN SEHR WACHSAM, KANN MAN DEN EISPRUNG MANCHMAL DURCH EIN LEICHTES ZIEHEN IM RECHTEN ODER LINKEN UNTERBAUCH WAHRNEHMEN. VIEL MEHR MERKEN WIR DAVON NORMALERWEISE NICHT.

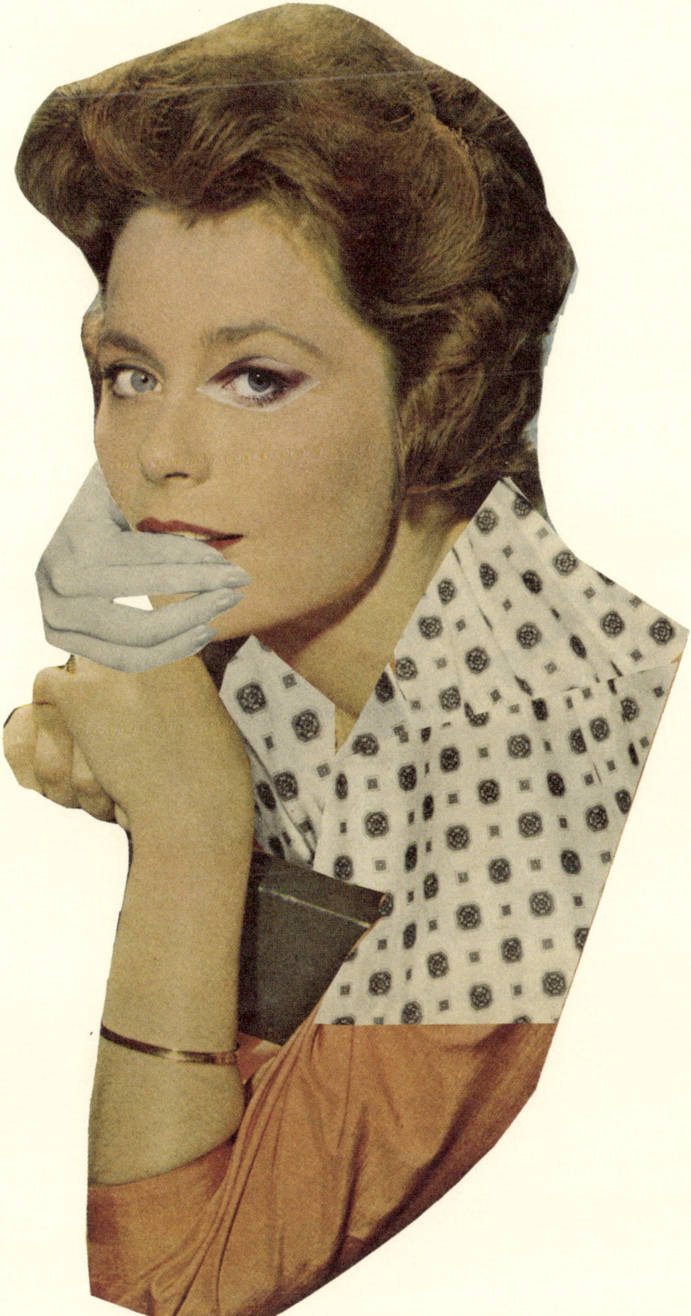

BEFRUCHTUNGSSTRESS

Die reife Eizelle tritt nun eine mehrtägige Reise durch den Eileiter in Richtung Gebärmutterhöhle an. All jene mit einer ständigen Panik vor einer ungewollten Schwangerschaft, lasst euch gesagt sein: Eine Befruchtung, die übrigens im Eileiter stattfindet, ist eine logistische Meisterleistung und klingt, wenn man Folgendes liest, wie ein Superwunder … Nach dem Eisprung ist die Eizelle nämlich gerade einmal 12 bis 24 Stunden befruchtungsfähig. Gutes Timing ist also angesagt.

DIE SACHE MIT DEM PROGESTERON

Der ehemalige Follikel, also der Gelbkörper, produziert das Hormon Progesteron, wodurch die Basaltemperatur nach dem Eisprung um 0,3 bis 0,5 °C ansteigt. Das kann mit einem normalen Fieberthermometer gut nachvollziehen, wer seinen Zyklus genau beobachten will. Viele Frauen denken, dass zum Zeitpunkt des Eisprungs die Körpertemperatur ansteigt, stimmt aber nicht, der Eisprung ist schon passiert, wenn's wärmer wird.
Das Progesteron dient dem Erhalt einer möglichen Schwangerschaft. Ist es allerdings nicht zu einer Befruchtung der Eizelle gekommen, bildet sich der Gelbkörper zurück, und die Hormonproduktion wird eingestellt. Östrogen- und Progesteronspiegel im Blut sinken ab. Dies ist dann das Signal für die Zellen der Gebärmutterschleimhaut, sich zu verdünnisieren. Die aufgebaute Schleimhaut beginnt sich aufzulösen.

Wir sind wieder dort, wo wir angefangen haben – die Hormone senden das Signal an die Zellen der Gebärmutterschleimhaut, sich langsam abzulösen. Man kann es sich wie eine Anweisung zum Truppenabzug vorstellen. Fehlalarm. Es ist ein bisschen, wie einem hohen Staatsgast den roten Teppich in der Haupthalle auszurollen, und alles steht Spalier. Und dann beschließt der angekündigte Gast, den Lieferantenausgang zu nehmen, und verschwindet in der Nacht – in diesem Fall im Höschen. Wir bekommen unsere Tage. Das Ende des Zyklus ist der Anfang des Zyklus.

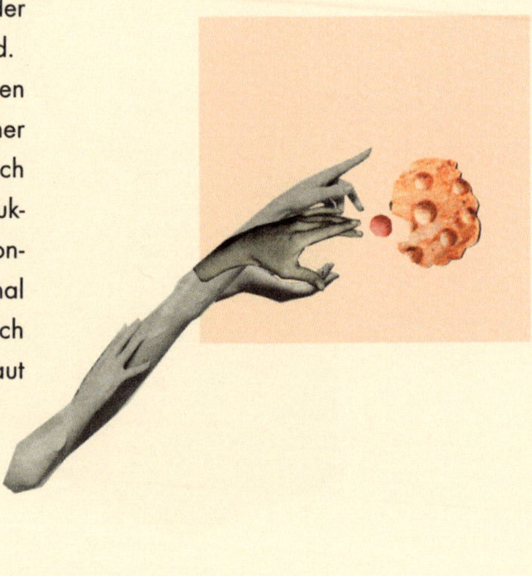

In der zweiten Zyklushälfte wird genau diese Anstrengung der Gebärmutter auch für die Frau spürbar. Wir fühlen uns oft schwerfällig. Die Beine lagern Wasser ein, wir wiegen ein bisschen mehr. Das spüren wir deutlich. Die Hosen kneifen, und überhaupt würden wir uns liebend gerne einfach die Decke über den Kopf ziehen. Dinge, die wir eigentlich mit links erledigen könnten, scheinen unüberwindbar. Man sagt uns nach, zickig, unausgeglichen und überhaupt viel zu dünnhäutig und mädchenhaft zu sein. Es stimmt, viele Frauen nehmen solche Ausbrüche bei sich wahr. Vieles, was sonst nicht so wichtig erscheint, wird jetzt angesprochen und thematisiert.

Oft wird das als Laune abgetan. Wir schlucken eine Tablette gegen die Krämpfe und beißen die Zähne zusammen. Vielleicht sollten wir aber versuchen, das Ganze einmal von einer anderen Seite zu betrachten. Vielleicht sind wir nicht negativ und übertreiben kein bisschen? Möglicherweise sagen wir die Dinge, die uns so bewegen, nur in der ersten Monatshälfte nicht. Wichtig sind sie aber trotzdem. Es tut weh im Bauch, und vielleicht nicht nur da. Das Leben läuft nicht immer so leicht, also zelebrieren wir doch die Scheißtage genauso wie die leichten. Weil wir ja wissen, dass den schlechteren wieder bessere folgen und dass die trüberen Zyklustage nicht von ungefähr kommen.

Wärmflasche auf die Wampe, aufs Sofa und grantig sein. Dürfen wir nämlich – wir können schließlich mit unseren Unterbäuchen die Zivilisation retten. Wenn wir denn wollen …

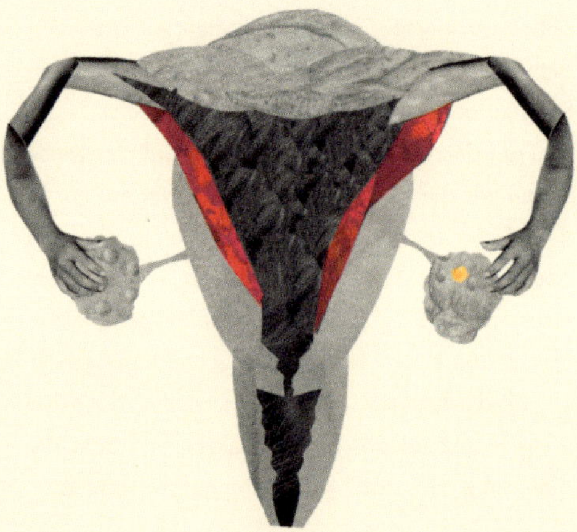

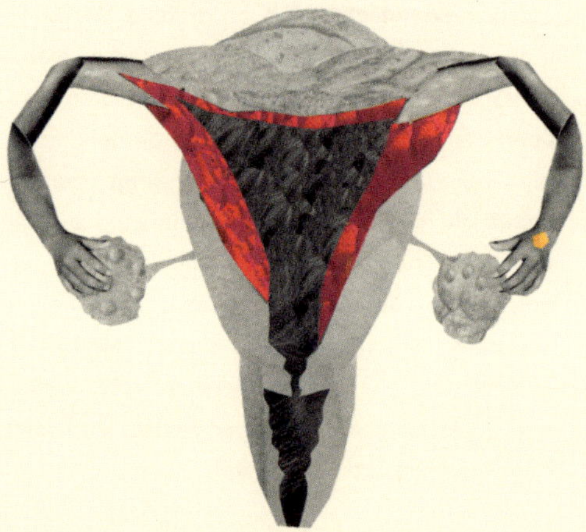

Die Eizelle reift im Eierstock heran, und die Gebärmutterschleimhaut in der Gebärmutterhöhle beginnt sich aufzubauen.

Die Eizelle wird nach dem Eisprung an den Eileiter weitergegeben und beginnt ihre Wanderung Richtung Gebärmutter. Sie ist nun 12 bis 24 Stunden befruchtungsfähig.

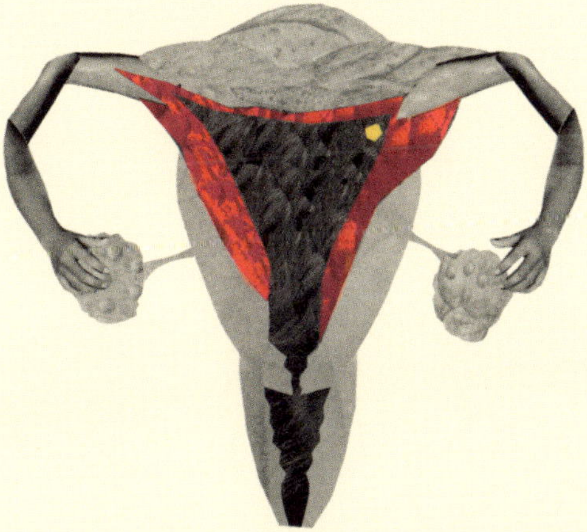

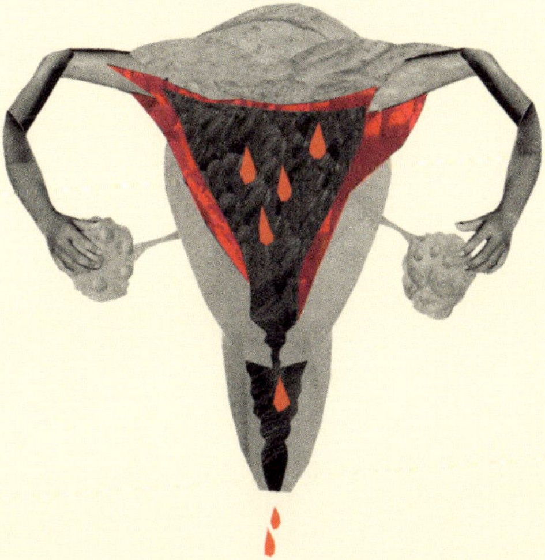

Die Eizelle erreicht nach vier bis sechs Tagen die Gebärmutterhöhle. Die Schleimhaut hat sich vollständig ausgebildet und wäre für eine Einnistung bereit. Im Eileiter hat jedoch keine Befruchtung stattgefunden. Daraufhin sinken die Hormonspiegel im Blut – das Signal zur Abblutung der Schleimhaut.

Die Zellen und Gefäße lösen ihre Verbindungen, der Aufbau der Gebärmutterschleimhaut zerfließt und verlässt als Menstruationsblut durch die Vagina unseren Körper.

drei

Seite 053–060

MENARCHE & MENOPAUSE

DER ALLERERSTE UND DER ALLERLETZTE TROPFEN BLUT

MENARCHE

DER ALLERERSTE TROPFEN BLUT – DIE PREMIERE

Als Menarche bezeichnet man die erste nennenswerte Blutung einer sehr jungen Frau. Meistens kennzeichnen diese ersten Tropfen Uterusblut den Beginn der Wandlung vom Mädchen zur Frau. Das geschieht für gewöhnlich während der Pubertät, bzw. die Entwicklung vom ersten Tropfen Blut zu einer fruchtbaren Menstruation begleitet die Pubertät eines Mädchens. Denn bis sich ein paar Tropfen in eine fruchtbare Periode verwandeln, vergehen ungefähr ein bis eineinhalb Jahre. Bei der Menarche, also der ersten Blutung, handelt es sich meistens um eine Menstruationsblutung, der kein Eisprung vorausgeht. Oft liegen diesen Abblutungen nur Hormonveränderungen und Hormonschwankungen zu Grunde. Der Körper übt also schon mal für einen echten Zyklus.

DER ZEITPUNKT

Die Menarche ist das weibliche Gegenstück zur männlichen Spermarche – dem ersten Samenerguss des Jungen. Der Eintritt ist abhängig von ethnischen und geographischen Faktoren und tritt in den westlichen Industrienationen in den letzten Jahrzehnten immer früher im Leben der Mädchen ein. Dafür werden sich wandelnde Umwelteinflüsse und Ernährungsgewohnheiten verantwortlich gemacht. Ebenso spielt die abnehmende körperliche Belastung eine Rolle, genauso wie wachsende Hygienestandards in Europa.

Der ersten Blutung gehen oft das anfängliche Brustwachstum und das Wachsen der Schambehaarung voraus. Ungefähr nach zwei Jahren, in denen Brüste und Haare Zeit hatten, den Körper zu erobern, tritt die Menarche ein. Das ist aber sehr unterschiedlich, es kann nur ein Jahr vergehen oder sechs – und beides ist normal. Hauptsache, sie kommt irgendwann, die Blutung. Ganz grob sind Mädchen in Deutschland zwischen zehn und 16 Jahre alt, wenn sie langsam ihre Periode bekommen.

Es gibt medizinische Studien, die den Körperfettanteil mit dem Eintritt der Pubertät in direkte Verbindung setzen. Das würde bedeuten, dass die steigende Anzahl übergewichtiger Schulkinder auch einen verfrühten Eintritt der Pubertät zur Folge hat. Umgekehrt verursacht extreme körperliche Betätigung in Verbindung mit einem sehr geringen Körperfettanteil eine Verzögerung des Eintritts der Fruchtbarkeit. Diese Erkenntnisse sind zwar nicht hinreichend belegt, aber ein interessanter Ansatz.

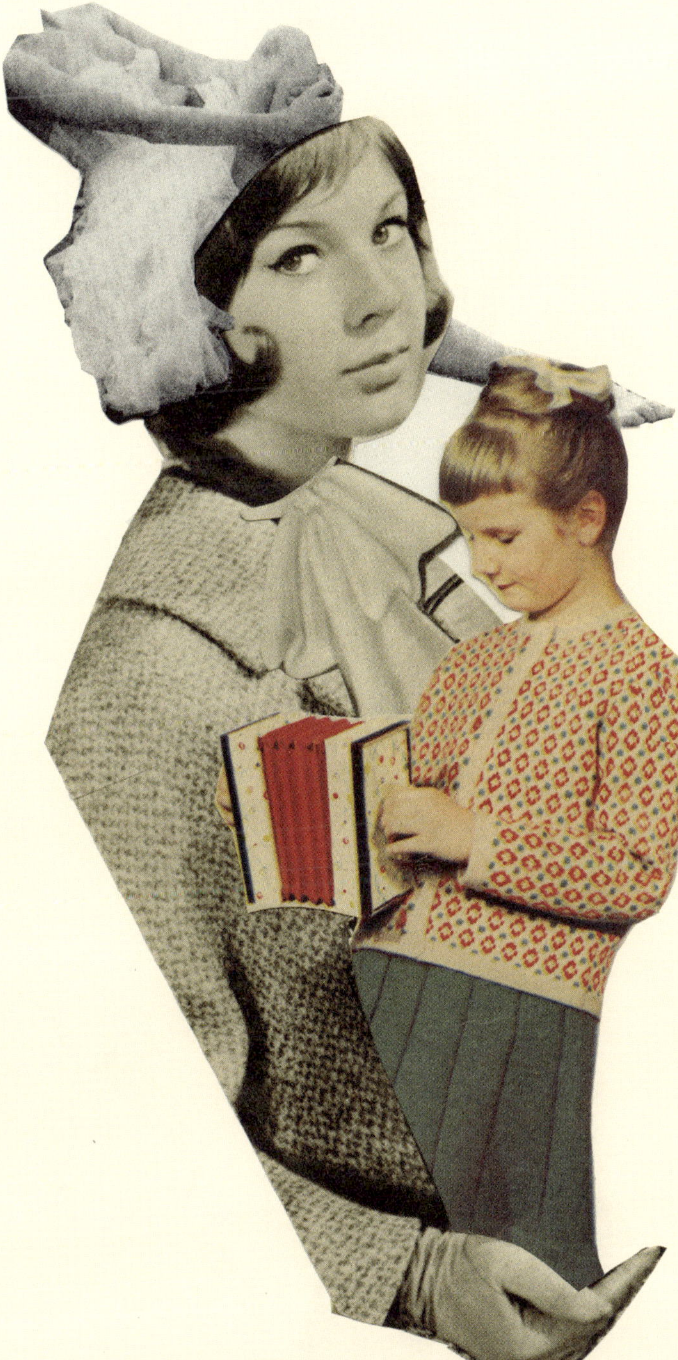

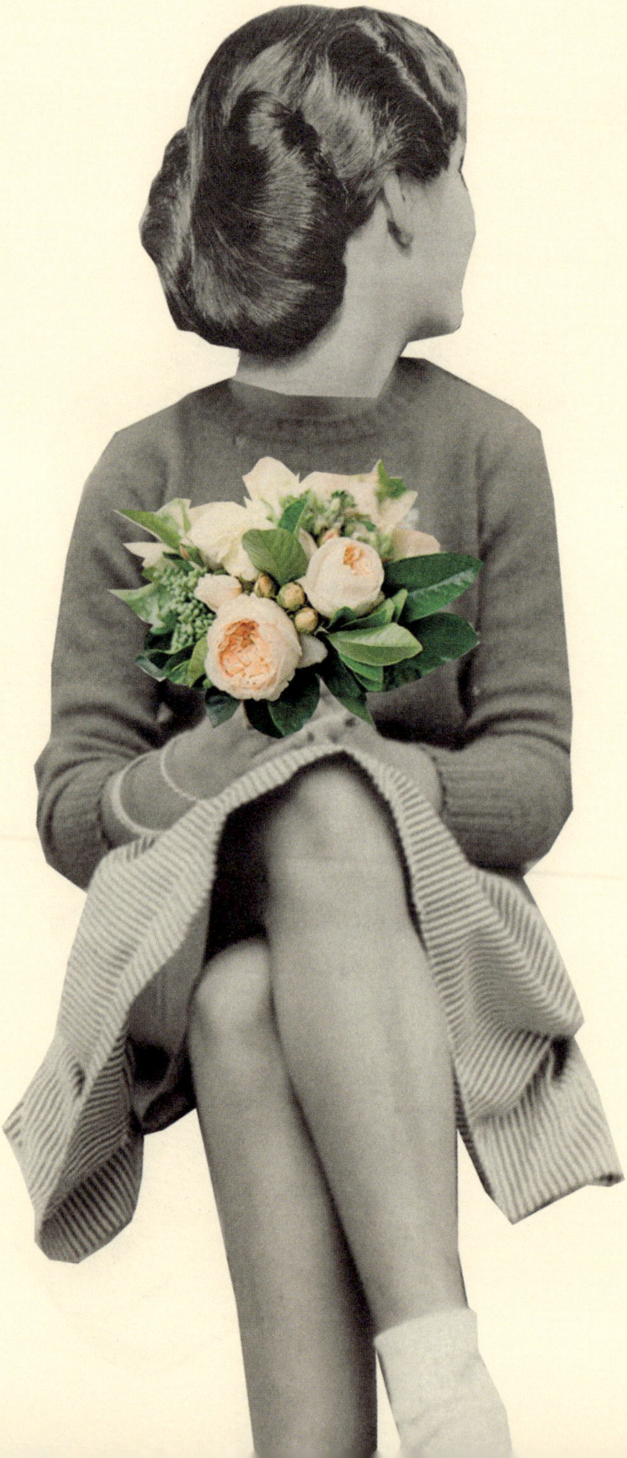

drei

„ALS ICH DAS ERSTE MAL MEINE TAGE HATTE, ENTDECKTE ES MEINE MUTTER BEIM WÄSCHE-WASCHEN. ICH KAM NACH DER SCHULE NACH HAUSE, UND SIE NAHM MICH IN DEN ARM. AUF DEM TISCH STANDEN BLUMEN, EIN BESONDERER RING UND EIN TÄSCHCHEN FÜR TAMPONS UND BINDEN. ES WAR IHR SEHR ARG, DASS ICH ES NICHT ANGESPROCHEN HATTE, UND SIE ERKLÄRTE MIR EINIGES. DER MOMENT WAR SEHR SCHÖN. ICH DENKE, WEIL SIE DEN AUGENBLICK MIT IHRER MUTTER NIE HATTE. ABENDS GING'S MIT DEM TAXI IN EIN SCHICKES RESTAURANT, UND WIR GENOSSEN DEN FRAUENTAG. MEIN BRUDER WAR RICHTIG NEIDISCH UND SAGT BIS HEUTE, IMMER WENN ICH DEN RING TRAGE, DASS ER SO ETWAS NIE HATTE."

L.B. ♀

WECHSELJAHRE UND MENOPAUSE

DER ALLERLETZTE TROPFEN BLUT

Im Laufe der Zeit und mit Voranschreiten des Frauenlebens nimmt die Fruchtbarkeit von Jahr zu Jahr ab. Die Eizellen werden träger, und irgendwann ist es dann an der Zeit, sich von den Jahren der Mutterschaftsfähigkeit zu verabschieden. Während dieser sogenannten prämenopausalen Phase, die oft schon mit 40 Jahren beginnt, ist die Menstruation mal schwächer oder stärker und unregelmäßiger. Ebenfalls unregelmäßig und unterschiedlich stark treten dabei die Symptome eines Östrogenmangels, also Wechseljahresbeschwerden, auf, weil die Eierstöcke nämlich nicht einfach so Knall auf Fall aufhören mit dem Funktionieren, sondern zunächst nur unzuverlässiger arbeiten. Irgendwann bleibt die Menstruation dann völlig aus und kommt einfach nicht mehr wieder. – Wir haben unsere Menopause erlebt, merken das aber erst, wenn es vorbei ist. Das ist für viele Frauen ein großer Meilenstein im Leben, der nicht selten belastend ist. Diese Wechseljahre sind völlig natürlich und stehen noch lange nicht für das Ende von Sexualität und Weiblichkeit. Nach der Menopause kommt es zu einer kompletten hormonellen Umstellung, und es dauert einige Zeit, bis sich Körper und Psyche an ein Leben ohne Eisprung gewöhnt haben. In vielen Fällen passt diese körperliche Wandlung und dieses Einkehren einer gewissen uterischen Ruhe zu den Lebensplänen der Frauen. Das Leben ist nicht vorbei ohne Periode, es geht nur im Uterus ein bisschen beschaulicher zu. Allerdings gilt es hierbei genau zu unterscheiden. Denn erst wenn die Wechseljahre mit all den anstrengenden und bisweilen unangenehmen Hormonveränderungen durchgestanden sind, kann man von Befreiung sprechen – erst wenn der Körper auf „zyklusfrei" umgestellt hat –, ohne Zyklusschwankungen und Mittelschmerz. Doch wir sind nicht allein mit der Menopause – auch die meisten Tierweibchen machen diese Entwicklung durch.

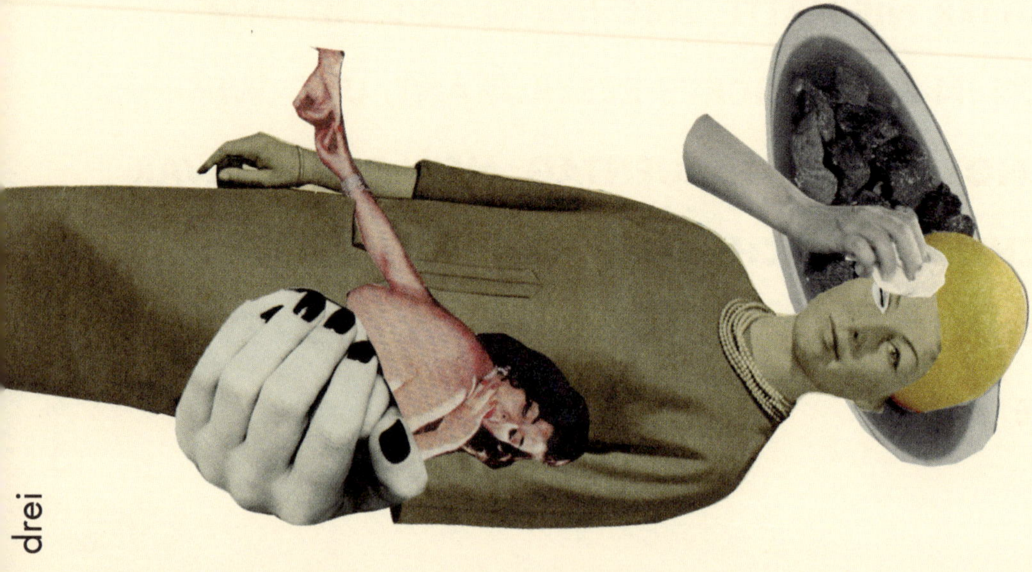

WIESO, WESHALB, WARUM UND DARUM

Von Geburt an liegt eine bestimmte Anzahl von Eizellen in den Eierstöcken bereit, die mit jedem Monatszyklus weniger werden. Irgendwann, nach vielen Zyklen und vielen Tausend Tampons, kommen wir Frauen dann in eine Zeit, in der die Eierstöcke ihre Funktion langsam zurückfahren und schließlich einstellen: Wir geraten in die Wechseljahre. Das geschieht zu ganz unterschiedlichen Zeitpunkten, aber grob in einem Alter zwischen 45 und 55 Jahren. Das heißt, der Eizellenvorrat neigt sich langsam, aber sicher dem Ende zu, und die Produktion des weiblichen Geschlechtshormons Östrogen nimmt altersbedingt immer mehr ab. Die Eierstöcke stellen ihre Arbeit langsam ein, und es gibt kein PMS, keinen Eisprung, keine Blutung – keinen Zyklus mehr. Die Phase vom Beginn der Wechseljahre bis zum Ausbleiben der Hormonproduktion durch Teile der Geschlechtsorgane ist begleitet von anderen hormonellen Schwankungen. Bei jeder Frau äußern sich diese in unterschiedlich starken Beschwerden. Diese sind breit gefächert, völlig verschieden und vor allem davon abhängig, wie weit die Wechseljahre schon fortgeschritten sind. Anfangs kommt es oft zu Brustspannen, Kopfschmerzen, Wassereinlagerungen oder Stimmungsschwankungen – während im späteren Verlauf Hitzewallungen, Schweißausbrüche oder Gelenkschmerzen auftreten können.

Vorbeugende Maßnahmen gibt es leider nicht. Manche Frauen werden in dieser Zeit mit einer Hormoneinnahme therapiert, was allerdings gesundheitliche Risiken birgt. Eine gesunde Lebensweise mit Sport und der richtigen Ernährung kann sich sehr positiv auswirken und eine Hormontherapie manchmal überflüssig machen.

Es gibt eine Vielzahl von Büchern und Internetseiten, die sich mit der Behandlung von Wechseljahresbeschwerden befassen und ganz individuelle Lösungsansätze aufzeigen. Ohne Zyklus ist es zwar nicht mehr so aufregend im Unterbauch, aber das ist noch lange kein Grund, den Kopf in den Sand zu stecken. Im Gegenteil, vielmehr sind die Kinder und die potenziellen Kinder in Form kleiner Eizellen endlich aus dem Haus. Wir haben sturmfrei und können die Füße hochlegen. Ist ja nicht so, als gäbe es nicht sonst noch viel zu tun mit dem Frausein.

vier

Seite 061–070

IT'S A MATCH

DER WEG DER BEFRUCHTETEN EIZELLE

vier

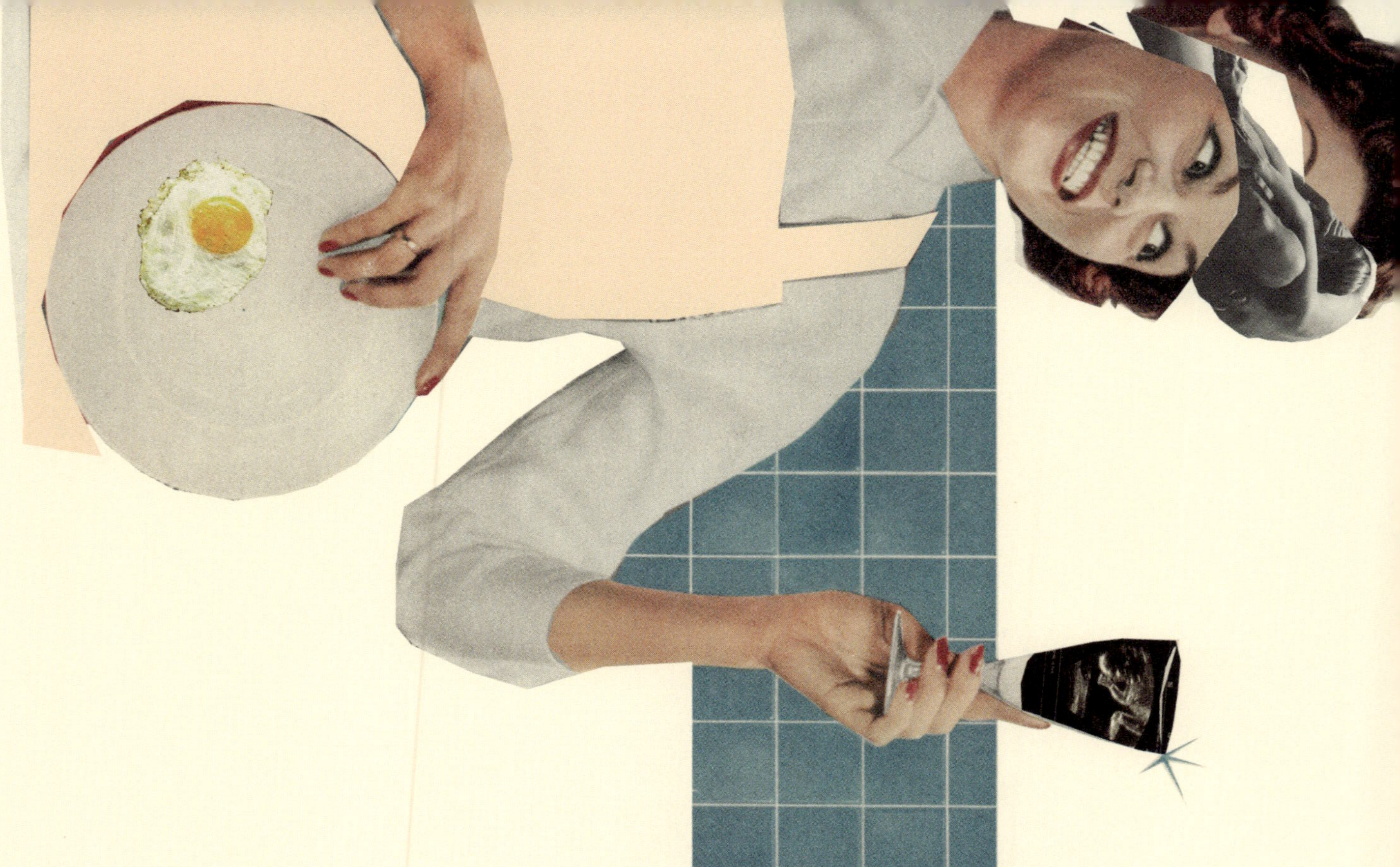

Die Eizelle kann 12 bis 24 Stunden nach dem Eisprung im Eileiter befruchtet werden. Sie teilt sich auf ihrer Reise in die Gebärmutter und nistet sich nach ca. acht Tagen in der Gebärmutterschleimhaut ein. Zack, schwanger.

IT'S A MATCH

DER WEG DER BEFRUCHTETEN EIZELLE

Je besser wir die Zusammenhänge unseres Zyklus verstehen lernen, desto exklusiver wird die Tatsache einer Schwangerschaft. So viele Dinge müssen erst passieren, bis es passiert. Somit kommt die Geschichte mit der Befruchtung fast einem Wunder gleich. Es befindet sich also eine gesunde und frisch „gesprungene" Eizelle im Eileiter. Das allein ist schon toll. Richtig spannend wird es aber, wenn eine Samenzelle in Form eines schnittigen Spermiums dazukommt.

Die Spermien machen sich von der Vagina auf den Weg über den Gebärmutterhals, durch die Gebärmutterhöhle bis hinauf zum Eileiter. Auf dieser Reise gehen aber die allermeisten von ihnen zu Grunde. Das saure Milieu der Vagina bekommt ihnen nicht besonders. Nur einige Hundert Spermien schaffen es überhaupt in den Eileiter. Befindet sich dort übrigens noch keine Eizelle, können die Spermien bis zu fünf Tage lang an diesem Ort ausharren. Das bedeutet, auch wenn der Eisprung erst stattfindet, nachdem das Paar Sex hatte, kann es noch zu einer Befruchtung kommen. Ist dort aber eine Eizelle gesprungen, bewegen sich die Spermien zielstrebig auf sie zu. Im Eileiter treffen dann im Idealfall Samen- und Eizelle aufeinander. Jetzt wird es für das Spermium ziemlich anstrengend: Es muss nämlich zwei Schutzhüllen der Eizelle überwinden.

Die Eizelle kommuniziert auf eine eigentümliche biochemische Weise mit der Samenzelle. Sie testet beispielsweise, ob diese Samenzelle von einem Menschen abstammt, und falls nicht, lässt die Hülle um die Eizelle das Spermium einfach nicht weiter. Bei Kontakt von Ei- und Samenzelle öffnet das Spermium einen Teil seines Kopfes, durchbricht die Schutzhülle der Eizelle und wird schließlich vollständig von ihr eingesogen. Insgesamt dauert dieser Durchbruch etwa 20 Minuten. Durch diese Verschmelzung wird die Membran der Eizelle depolarisiert, was bedeutet, dass keine weiteren Spermien mehr eindringen können. Jetzt ist das Große passiert, aber es ist noch ganz klein. Eine befruchtete Zelle hat sich gebildet, die das Erbgut von Mutter und Vater in sich trägt.

Von alledem spürt die Frau zu diesem Zeitpunkt absolut nichts. Sie kann sich gerade von der Eiger-Nordwand abseilen, ein Spiegelei braten oder die Schuhe zubinden – und hat dabei nicht die leiseste Ahnung, dass sie soeben zur Trägerin eines Naturschauspiels geworden ist. Sie hat ganz nebenbei die beste Voraussetzung dafür geschaffen, bald ein eigenes Kind zu bekommen.

Die befruchtete Eizelle nennt man jetzt Zygote. Etwa einen Tag nach der Verschmelzung bzw. Befruchtung beginnt die Zygote mit der Zellteilung. Sie reist nun durch den Eileiter bis in die Gebärmutterhöhle. Die Fortbewegung passiert vor allem durch winzige sogenannte Flimmerhärchen, die sich rhythmisch entlang der Eileiterinnenseite bewegen. Auch die feinen Muskeln, aus welchen der Eileiter besteht, kontrahieren und leiten die Eizelle dadurch weiter. Die Muskelbewegungen und die Flimmerhärchen schieben die Zygote durch den Eileiter in die Gebärmutter. Es dauert drei bis fünf Tage, bis die Zygote in der Gebärmutter angekommen ist. Bis dahin hat sie sich ungefähr 12- bis 16-mal geteilt. Seit dem Eisprung sind etwa fünf bis sechs Tage vergangen, bis sich die befruchtete Eizelle in der Gebärmutter einnistet. Sie trifft auf die für sie bereitgestellte Gebärmutterschleimhaut. Allgemein spricht man ab diesem Zeitpunkt von einer Schwangerschaft.

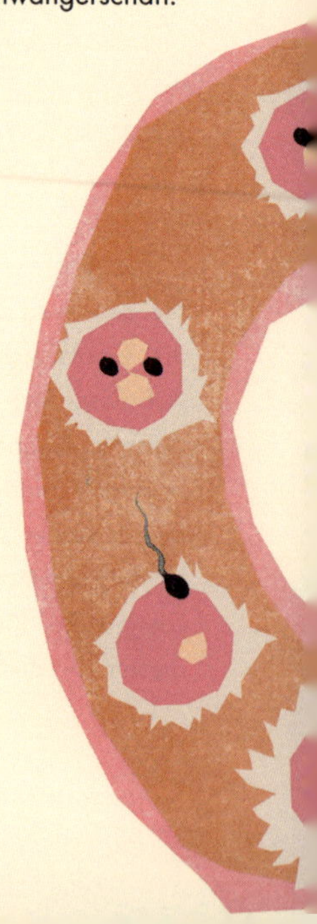

Schon bei der Verschmelzung von Samen- und Eizelle wird festgelegt, ob das Baby ein Junge oder ein Mädchen wird.

Die durch die Teilungen veränderte Zygote wird nun als Morula oder Maulbeerkeim bezeichnet, weil sie wie eine Beerentraube aussieht. Sie gelangt in die Gebärmutterhöhle, wo sie zu einer Keimblase wird, die eine äußere Zellhülle und eine innere Zellgruppe besitzt. Der so aussehende Keim „schlüpft" nun in die Gebärmutterschleimhaut hinein. Bei dieser Einnistung findet er von selbst den für ihn perfekten Ort. Dann verbindet sich seine äußere Zellhülle, der Trophoblast, mit dem mütterlichen Gewebe zur späteren Plazenta, dem Mutterkuchen, während die innere Zellgruppe zum Embryo wird.

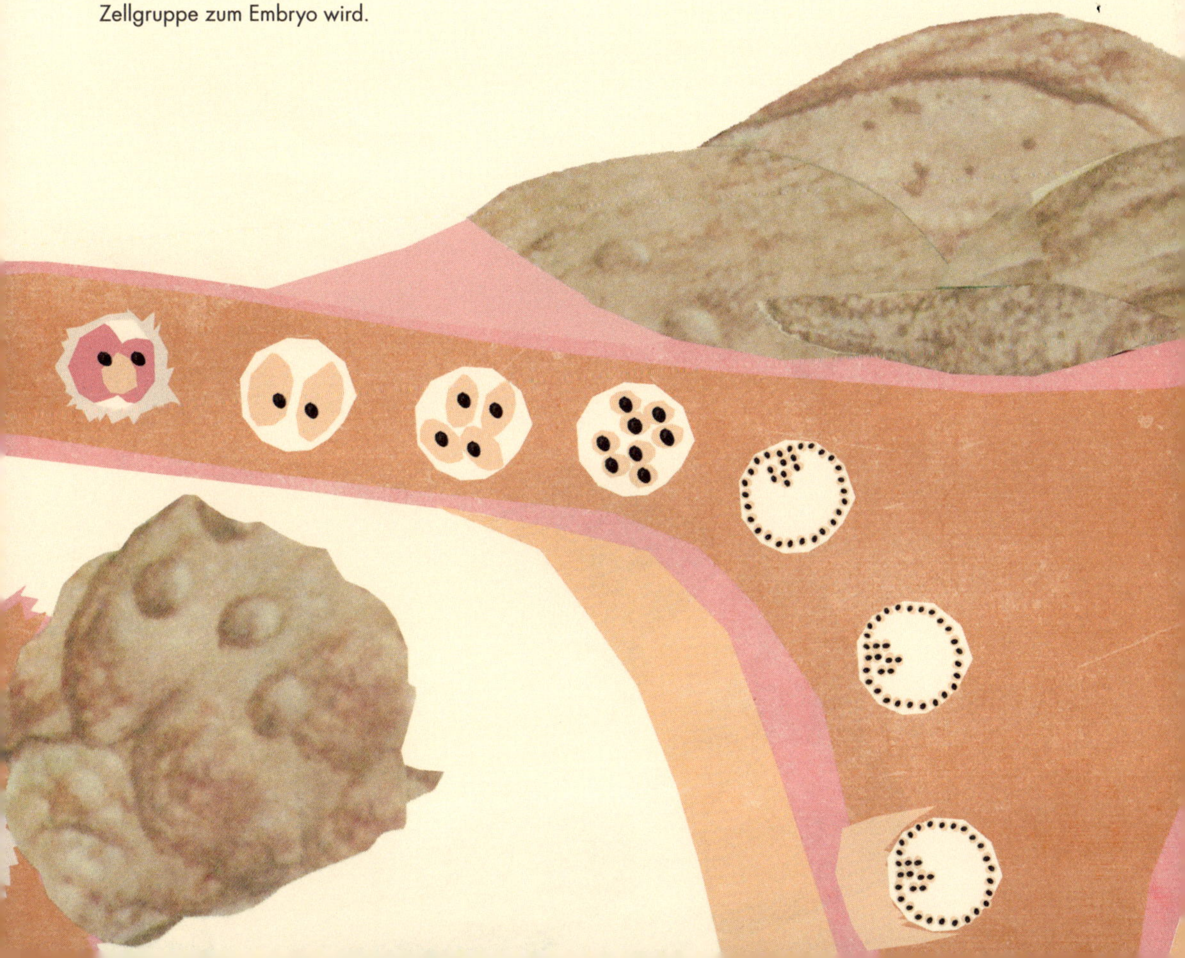

Der frühe Embryo hat dort schließlich eine kleine eigene Höhle in der mütterlichen Gebärmutterschleimhaut. Das kommt einem weiteren Wunder gleich. Denn rein genetisch ist das embryonale Gewebe völlig anders als das der Mutter – und das ist in der Medizin wirklich total verrückt. Einige Tage nach der Einnistung wird der Embryo schon von mütterlichem Blut durchströmt und ist an ihr „System" angeschlossen. Etwa ab dem dritten Tag bilden die Zellen der Mutter und die Zellen des Embryos den Mutterkuchen (Plazenta), worüber der Embryo fortan mit Nährstoffen, Sauerstoff und Flüssigkeit versorgt wird. Dem Embryo ist also ein Umfeld geschaffen, in dem er sich in den nächsten Monaten zu einem kleinen Menschen entwickeln kann.

Mit der Einnistung schüttet der frühe Embryo ein Hormon aus, das nun die Abblutung der Gebärmutterschleimhaut verhindert. Es kommt nicht zur Menstruation. Ab diesem Zeitpunkt kann die werdende Mutter zum ersten Mal Veränderungen wahrnehmen. Sie ist schwanger, das kann sie selbst oder auch ein Arzt nun mit einem Schwangerschaftstest nachweisen.

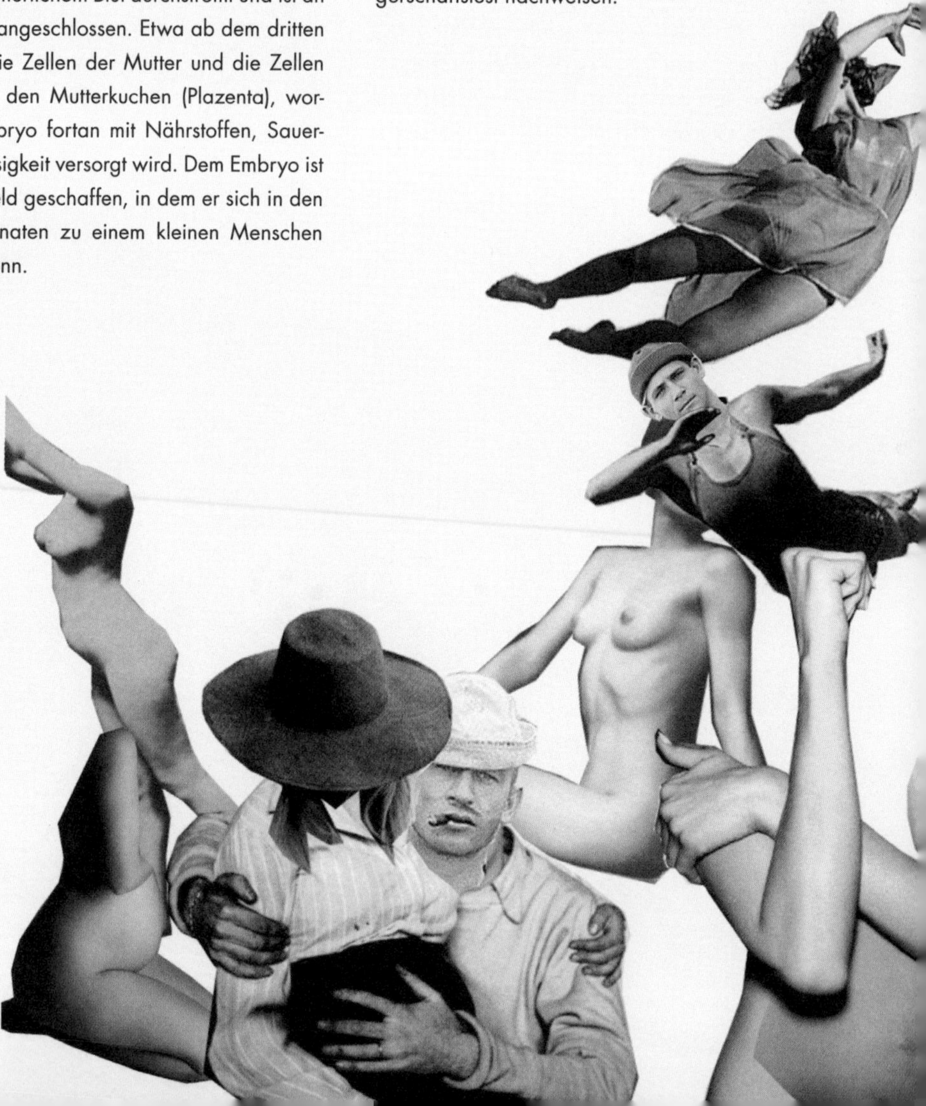

EILEITERSCHWANGERSCHAFT

DIE EIZELLE AUF ABWEGEN

Von einer Eileiterschwangerschaft spricht man, wenn sich eine befruchtete Eizelle nicht, wie eigentlich vorgesehen, in der Schleimhaut der Gebärmutterhöhle einnistet, sondern auf halbem Weg im Eileiter festsetzt und dort zu wachsen beginnt. Ist blöd, kann aber mal passieren und ist nicht ungefährlich. Die Eileiterschwangerschaft ist die am häufigsten auftretende falsch lokalisierte Schwangerschaft und kann, wenn sie unentdeckt bleibt, ein ernsthaftes Gesundheitsrisiko darstellen. Hier folgen die Anzeichen, der Verlauf und die Behandlung einer Eileiterschwangerschaft – bei Übereinstimmung mit einigen Symptomen oder bei Verdacht einer solchen falsch lokalisierten Schwangerschaft am besten keine Zeit verlieren und einen Arzt zur Klärung konsultieren.

ANZEICHEN / SYMPTOME

Das Tückische an einer Eileiterschwangerschaft ist, dass die Anzeichen denen einer gewöhnlichen Schwangerschaft gleichen bzw. zu Anfang sehr ähnlich sind. Es bleibt meistens die Menstruation aus, und es kann zu Übelkeit, Unwohlsein, Heißhunger, Brustspannen und Harndrang kommen. Auch ein handelsüblicher, zu Hause durchgeführter Schwangerschaftstest unterscheidet nicht zwischen einer gesunden und einer Eileiterschwangerschaft. In beiden Fällen reagiert er positiv und gibt keinen Aufschluss über die Art der Schwangerschaft. Erst in der sechsten bis achten Schwangerschaftswoche können die Symptome einen Verdacht auf eine falsch lokalisierte Schwangerschaft zulassen.

Sehr starke Unterleibsschmerzen und ungewöhnliche Schmierblutungen nach einem mindestens sechswöchigen Ausbleiben der Periode sind Anzeichen, die einen hellhörig machen sollten. Dazu kommt, dass der Unterleibsschmerz gut auf der Unterbauchseite lokalisiert werden kann, wo sich der betroffene Eileiter befindet. Die Art des Schmerzes wird oft als „Druckschmerz" beschrieben. Auch sind Schmerzen in der dem Eileiter gegenüberliegenden Schulter typisch. In späterem Stadium, wenn die Eizelle schon Zeit hatte, so groß zu werden, dass die Wände des Eileiters zu reißen drohen, sind die Schmerzen eindeutig lokalisierbar und so ungewöhnlich stark, dass man zu diesem Zeitpunkt hoffentlich einen Arzt aufgesucht hat. Denn das Reißen und die dadurch hervorgerufenen sehr starken inneren Blutungen sind der große Risikofaktor der Eileiterschwangerschaft. Wird sie nicht sofort behandelt, kann diese Situation lebensbedrohlich sein.

URSACHEN

Gründe für das Eintreten einer falsch lokalisierten Schwangerschaft sind strukturelle Barrieren oder funktionelle Störungen des Eileiters, sodass das befruchtete Ei nicht durch die Kontraktion und die Bewegung der Flimmerhärchen weitertransportiert werden kann – wenn beispielsweise eine Barriere entstanden ist, wie ein Verkleben der Flimmerhärchen, Infektionen oder Ähnliches, durch die die Eizelle nicht in die Gebärmutterhöhle gelangen kann. Erreicht die befruchtete Eizelle nämlich nicht innerhalb von fünf bis sieben Tagen die Gebärmutterhöhle, um sich dort einzunisten, setzt sie sich genau an dem Ort fest, an dem sie feststeckt. Also vermutlich in einem Teil des Eileiters. Es gibt verschiedene Auslöser für solche Störungen im Eileiter – strukturelle Barrieren können angeboren sein. Dazu zählen zum Beispiel untypisch gebildete Eileiter, also sogenannte „blind endende Eileiterauswüchse", oder ungewöhnlich lange Eileiter, die den sicheren Transport der Eizelle erschweren.

Nach Eileiterentzündungen können Vernarbungen oder Verwachsungen entstehen, die zu Barrieren werden können. Im Allgemeinen beeinträchtigen die Barrieren im Eileiter sowohl dessen Kontraktion als auch die Bewegungsfreiheit und Vitalität der Flimmerhärchen – beides dient der Fortbewegung der Eizelle im Eileiter. Mit einer Eileiterschwangerschaft erhöht sich die Wahrscheinlichkeit einer weiteren exponentiell. Risikofaktoren, die solche Barrierestörungen hervorrufen, sind unter anderem:

- bakterielle Eileiterentzündungen,
- Endometriose (Versprengung von Gebärmutterschleimhaut im Unterleib),
- eine Spirale als Verhütungsmittel, die Infektionen im Uterus begünstigen kann. Die Beeinträchtigung der Bewegungsfreiheit des Eileiters durch die Spirale steht zur Diskussion, bakterielle Eileiterentzündungen hervorzurufen,
- künstliche Befruchtung.

VERLAUF

Der Körper entledigt sich manchmal auf wundersame Weise von selbst einer Eileiterschwangerschaft. Dabei geht der Embryo durch das offene äußere Ende des Eileiters in den Bauchraum ab. Dort wird er dann abgebaut. Ob der Körper diese automatische Entledigung der Eizelle aus dem Eileiter schafft, hängt vor allem davon ab, wo im Eileiter sich die Eizelle eingenistet hat. Kann sich der Organismus nicht selbst von der falsch lokalisierten Schwangerschaft befreien, hat der Embryo im Eileiter nach sieben bis neun Wochen eine kritische Größe erreicht. Der Eileiter kann diese Größe nur noch schwer beherbergen. Er ist schließlich nicht dafür vorgesehen, einen Embryo auszubilden. Jetzt treten sehr heftige Unterleibsschmerzen auf, durch die Größe des Embryos können Blutgefäße platzen, wodurch es zu Schmierblutungen kommen kann.

Hat sich der Embryo im schmalen Teil des Eileiters eingenistet, ist die Gefahr groß, dass der Eileiter einreißt. Das Einreißen hat massive Blutungen zur Folge: Bei gesicherter Diagnose muss daher umgehend operativ behandelt werden.

BEHANDLUNG

Es gibt drei Möglichkeiten der Behandlung:

- Im akuten Fall wird das Schwangerschaftsgewebe operativ entfernt.
- Das medikamentöse Abtöten des Schwangerschaftsgewebes/Embryos ist eine gängige Methode.
- Unter Aufsicht eines Arztes wird manchmal zur Beobachtung geraten – hierbei wird gewartet, ob sich der Körper doch aus eigener Kraft des Schwangerschaftsgewebes entledigt.

fünf

Seite 071–086

BLUTSAUGER & MENSTRUATIONSUTENSILIEN

TAMPONS, BINDEN, MONDTASSEN UND VIELES MEHR

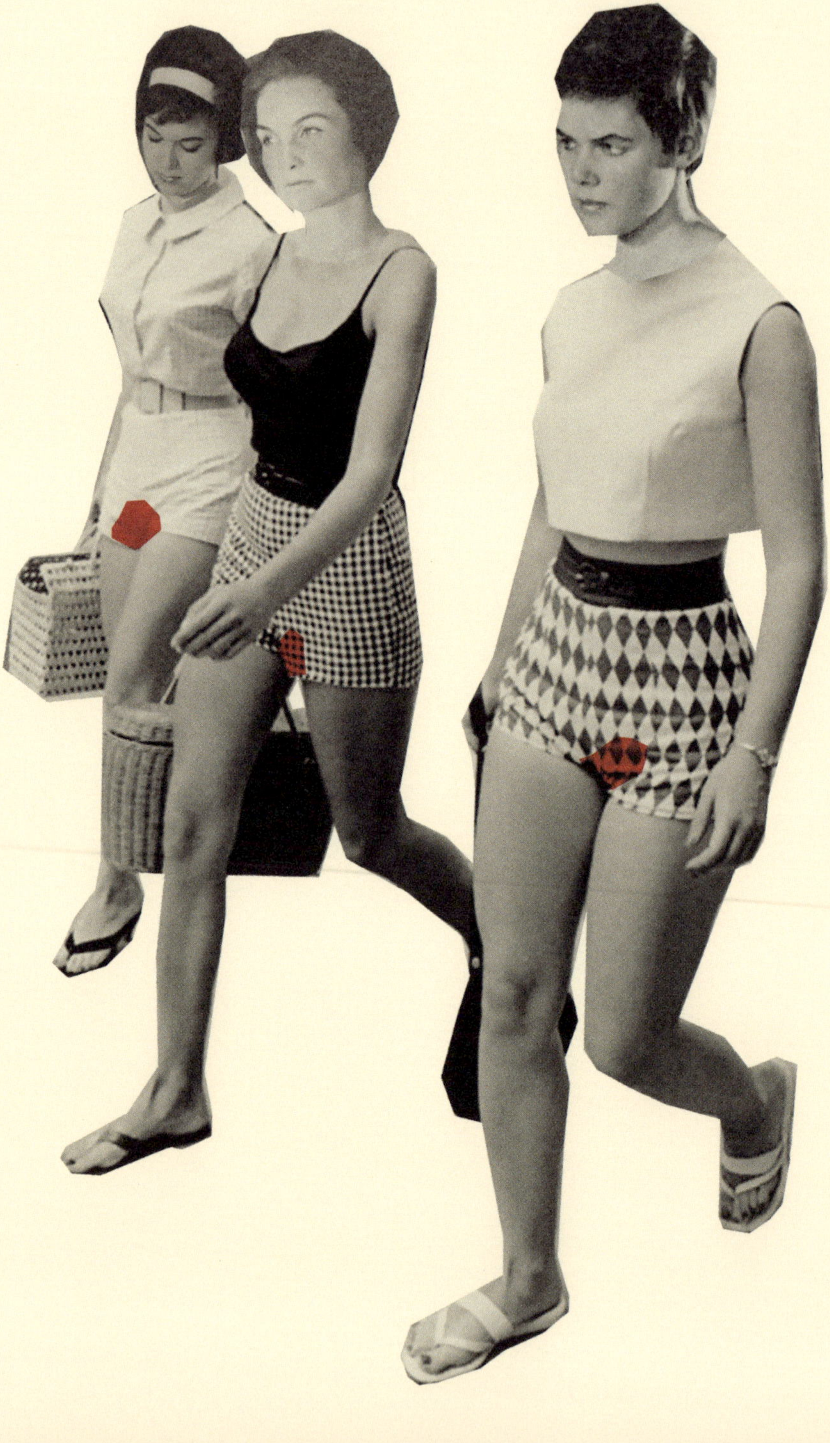

fünf

BLUTSAUGER & MENSTRUATIONSUTENSILIEN

TAMPONS, BINDEN, MONDTASSEN UND VIELES MEHR

Alles ist möglich im Kosmos der Hygieneartikel, ganz besonders beliebt ist die Darstellung einer blauen, klaren Flüssigkeit, die scheinbar sauber und geruchlos in blütenweiße Binden sickert. Das ist aber nicht möglich. Sowohl das mit dem blauen, duftenden Blut als auch die Sache mit den blütenweißen Hygieneartikeln ist gelogen. Unsere Menstruation ist nämlich rot und riecht nach viel gebärmütterlicher Schwerstarbeit. Sowohl die Konsistenz als auch die Blutmenge verändern sich mit dem Verlauf der Menstruation und sind von Frau zu Frau unterschiedlich. All das bedarf einer zuverlässigen und diskreten Möglichkeit, die Unterhosen zu schützen. Es gibt viele Varianten. Für jede ist etwas dabei. Nicht alles ist lupenrein, und einiges ist umstritten. Was alle im folgenden Kapitel aufgeführten Menstruationsartikel vereint, ist, dass sie unser Menstruationsblut noch im Körper oder kurz nach dem Verlassen auffangen sollen. Save the trousers, save us.

„DIE ANGST, BEI DER GROSSEN LIEBE INS BETT ZU BLUTEN, DIE LAKEN ZU VERSAUEN ODER EINEN FLECK IN DER HOSE ZU HABEN, NIMMT MIT DEM ALTER NUR GERINGFÜGIG AB, WOBEI ICH DAMIT AUCH ENTSPANNTER GEWORDEN BIN. ICH DENKE MIR, DASS DAS EINFACH AUCH ZU MIR GEHÖRT UND MAN SICH GEGEN FLECKEN GUT SCHÜTZEN KANN."

K.P. ♀

TAMPONS

Tampons werden in die Vagina eingeführt, um dort das Blut während der Menstruation aufzusaugen. Sie sind der absolute Kassenschlager und eine echte Umweltsau.

Moderne Tampons bestehen hauptsächlich aus Viskose, Baumwolle oder einer Mischung der beiden absorbierenden Fasern. Der Rückholfaden, der wichtig ist, um den Tampon herauszuziehen, besteht im Normalfall auch aus Baumwolle und kann eingefärbt sein.

In jeder Tamponpackung befindet sich eine Gebrauchsanweisung. Grundsätzlich lassen sich Tampons aber sehr leicht in die Vagina einführen. Mit sauberen Händen einfach die Plastikverpackung entfernen und den Tampon mit der Spitze nach oben mehrere Zentimeter in die Vagina einführen, am besten so weit wie möglich. Durch diesen tiefen Sitz in der Scheide spürt man ihn nicht mehr. Ist der Tampon vollgesogen, lässt er sich mit dem Rückholbändchen leicht wieder aus der Vagina ziehen. Tampons können vier bis sechs Stunden in der Vagina gelassen werden. Bleiben sie dort länger, können sich Bakterien auf dem Tampon vermehren.

Tampons eignen sich vor allem an den Tagen, an denen viel geblutet wird. Bei Schmierblutungen oder sehr leichten Tagen kann ein zu großer Tampon dazu führen, dass die Vagina zu trocken wird, und somit der Scheidenflora schaden. Tampons sind sehr diskret und eignen sich auch beim Sport, beim Schwimmen, in der Sauna, um den ganzen Tag unbeschwert unterwegs zu sein oder nackt im Bett liegen zu können. Sind wir mal froh, im 21. Jahrhundert zu leben, denn die ersten Tampons waren vermutlich sehr unbequeme und sicherlich kratzende Bündel aus Blättern, Holz oder Papyrus.

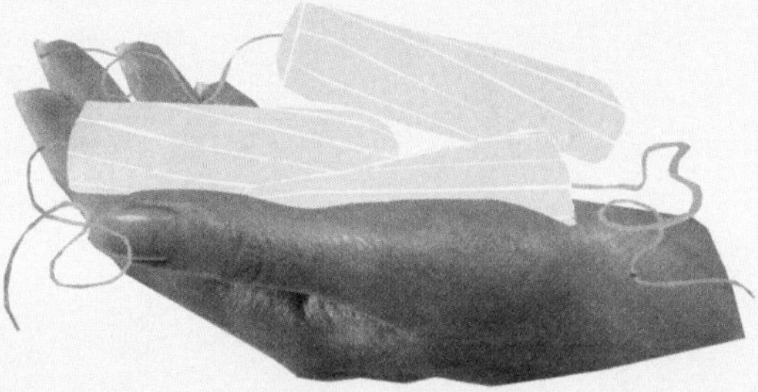

TSS – TOXISCHES SCHOCKSYNDROM – TAMPONKRANKHEIT

Bleibt ein Tampon zu lange in der Vagina, können sich Bakterien in ihm ansiedeln. Beim Toxischen Schocksyndrom produzieren diese Bakterien Gifte, welche die Abwehrzellen im Körper anregen. Durch diese große Menge an Abwehrzellen entstehen überall im Körper Entzündungen, die auch lebenswichtige Organe angreifen. Das Immunsystem der betroffenen Frau muss allerdings erst einmal empfindlich für die entstandenen Gifte sein – das kommt eher selten vor. Über die Schleimhaut in der Vagina treten die Giftstoffe in den Blutkreislauf ein, und im schlimmsten Fall kann es zu einem tödlichen Schock kommen. In jedem zehnten Fall verläuft das TSS tödlich.

„EIN GESPRÄCH ÜBER MEINE TAGE IST FÜR MICH IMMER NOCH EIN THEMA, BEI DEM ICH ROT WERDE. MANCHMAL ÄRGERT ES MICH, DASS ES SOLCH EIN TABUTHEMA IST, OBWOHL ES DOCH GANZ NATÜRLICH IST. AUCH DIESES GEFÜHL, SCHMUTZIG ZU SEIN, WENN ICH BLUTE, HABE ICH NACH WIE VOR. FÜR MICH IST ES IMMER WIEDER ERSTAUNLICH, DASS ES MEINEN PARTNER BEIM SEX GAR NICHT STÖRT."

L. F. ♀

BINDEN & SLIPEINLAGEN

Binden & Slipeinlagen sammeln das Blut während der Menstruation außerhalb der Vagina auf. Dafür werden sie ins Höschen geklebt, es gibt sie in verschiedenen Formen und Stärken. Sie sind in dieser Form ein Verpackungswahnsinn, aber besonders bei Menstruationsanfängern sehr beliebt.

Für verschiedene Blutungsstärken gibt es jeweils passende dicke oder dünnere Binden zu kaufen. Sie werden ganz einfach mit der Unterseite ins Höschen geklebt, außerdem gibt es Modelle mit sogenannten „Flügeln", mit deren Hilfe man die Binde besser im Höschen befestigen kann und die dafür sorgen, dass seitlich nichts ausläuft. Binden bestehen aus flüssigkeitsaufsaugenden Materialien, die das Blut zuverlässig aufnehmen, und sollten alle paar Stunden gewechselt werden. Binden eignen sich vor allem dann, wenn man länger als acht Stunden schläft.

Wenn die Blutung sehr schwach ist oder es sich um eine Schmierblutung handelt, ist es besser, eine Binde oder eine Slipeinlage statt eines Tampons zu verwenden, da die Vagina sonst austrocknet und es zu Infektionen kommen kann. Auch bei schon bestehenden Infektionen und nach Operationen sind Binden besser geeignet als Tampons. Slipeinlagen funktionieren genauso wie Binden, sind aber wesentlich dünner und eignen sich daher am besten für sehr leichte Blutungen.

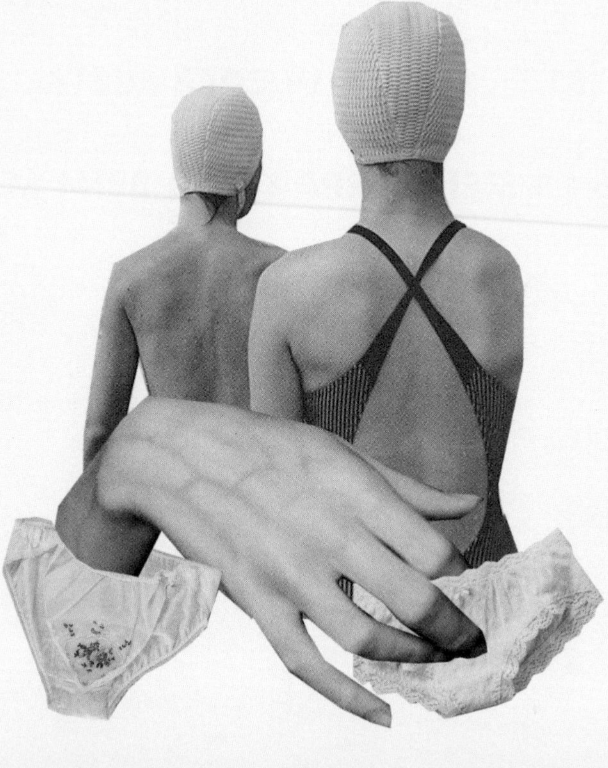

BAUMWOLLBINDEN / SLIPEINLAGEN

Die sogenannten Lunapads oder Ladypads sind Binden oder Slipeinlagen aus Baumwolle oder, für diejenigen, die das volle Programm des reinen Gewissens mitmachen wollen, auch aus Biobaumwolle. Sie sind aus Stoff, auswaschbar, wiederverwendbar und deshalb eine umweltfreundliche Alternative zu herkömmlichen Binden.

Luna-, Ladypads oder andere Baumwollbinden gibt es in verschiedenen Größen, Stärken, Farben und Mustern. Für leichte Blutungen und für die ganz starken Tage. Sie sind in den meisten Fällen faltbar und einfach zu transportieren. Sie werden in die Unterhose eingelegt, durch einen Druckknopf oder einen anderen Verschluss an Laschen an der Unterseite fixiert und liegen somit wie eine zweite Stoffschicht in der Unterwäsche. Durch die kleberlose Befestigung entsteht beim Laufen auch kein Rascheln mehr. Sind sie vollgesogen, werden sie gewechselt, wie jede andere Binde auch. Anschließend müssen die Stoffbinden ausgewaschen bzw. ausgekocht werden.

Da die Stoffbinden aus Baumwolle genäht sind, entsteht ein angenehmes, weiches Tragegefühl. Meistens sind in die Binden kleine Nylonkissen eingenäht, die das Blut zuverlässig aufsaugen.

Im Gegensatz zu herkömmlichen Binden verhindert der natürliche Baumwollstoff ein unangenehmes Schwitzen und Reiben an der Vagina. Im Allgemeinen ist die Stoffbinde eine moderne und umweltverträgliche Alternative für all die Frauen, die den Plastikanteil in normalen Binden und Slipeinlagen meiden wollen, darauf allergisch reagieren oder einfach weniger Müll produzieren möchten.

Die Stoffbinden können mit der Hand oder in der Waschmaschine ausgewaschen werden. Eine 95-Grad-Wäsche ist nicht nötig, da der Stoff schon nach einer Wäsche bei 60 Grad als „hygienisch rein" bezeichnet werden kann – das Blut lässt sich aber bei fast jeder Temperatur gut auswaschen.

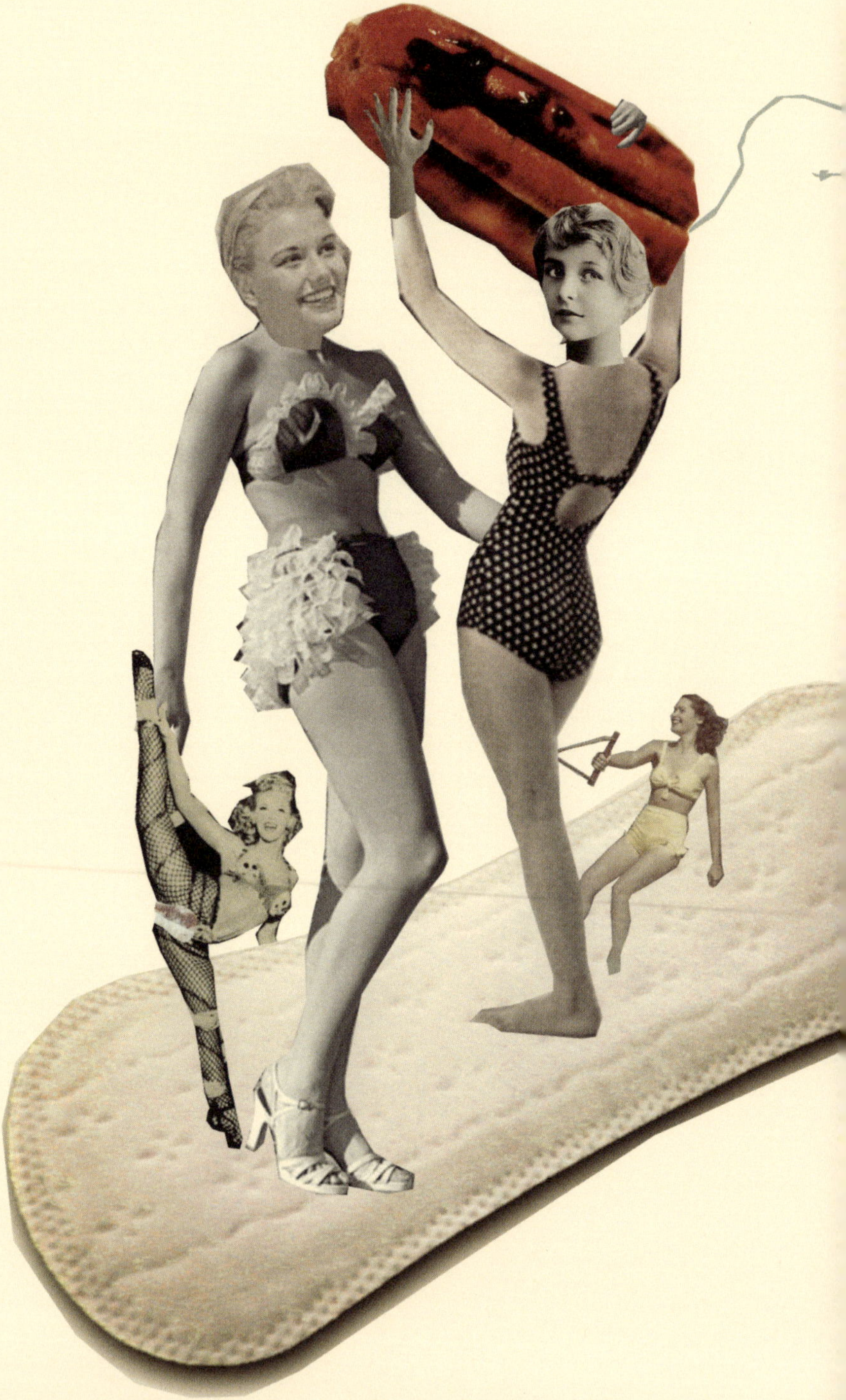

fünf

SCHWÄMME

Der Menstruationsschwamm ist die älteste und einfachste Methode, Menstruationsblut aufzusammeln. Er wird dafür in die Vagina eingeführt und kann anschließend ausgewaschen und wiederverwendet werden.

Menstruationsschwämme bestehen aus Naturschwamm, ihre Produktion ist naturnah und nachhaltig. Vor der Benutzung wird der Menstruationsschwamm in eine Essig-Wasser-Mischung gelegt, um mögliche Keime abzutöten. Vor jedem Einsetzen wird das Schwämmchen angefeuchtet und wieder ausgedrückt. Den Schwamm führt man ähnlich wie einen Tampon mit den Fingern tief in die Vagina ein. Sitzt der Schwamm richtig, passt er sich dem Körper an und ist nicht mehr zu spüren. Mindestens alle acht Stunden oder eben dann, wenn der Schwamm vollgesogen ist, muss er ausgewaschen werden. An starken Tagen kann das auch nach drei Stunden der Fall sein. Das Herausnehmen des Schwammes stellt kein Problem dar, da der Schwamm, sobald er voller Blut ist, in Richtung Vaginaausgang rutscht. Er muss dann mit kaltem Wasser ausgewaschen werden.

Die Menstruationsschwämme können an leichten und an starken Tagen benutzt werden. Bei Infektionen der Vagina oder Störungen der Vaginalflora sollten sie jedoch nicht verwendet werden. Dann sollte am besten nichts in die Vagina, was da nicht hingehört.

MENSTRUATIONSTASSE / MOON CUP

Die Menstruationstasse, auch „Moon Cup" genannt, ist ein kleiner Becher aus Silikon, der in die Vagina eingeführt wird. Er ist wiederverwendbar und fängt das Blut direkt in der Vagina auf. Die Menstruationstasse ist eine sehr hygienische Alternative zu Binden und Tampons – und außerdem total angesagt, wegen des ökologischen Fußabdrucks …

Die Menstruationstasse besteht aus flexiblem Silikon – Material, das ursprünglich für die Medizintechnik entwickelt wurde. Es ist also klinisch rein, was bedeutet, dass sich Erreger und Bakterien nicht festsetzen können. Die Menstruationstasse ist wiederverwendbar, produziert also weit weniger Müll als andere Menstruationsartikel und ist eine sehr hygienische Variante.

Zuerst muss die Menstruationstasse gefaltet oder gerollt werden, sodass sie in die Vagina hineinpasst. Der Griff, also das geschlossene dünne Ende, muss dabei nach unten zeigen. Anschließend wird der Becher eingeführt. Am besten in einer entspannten Position: stehend, hockend oder liegend, je nach Gusto. Mit einer Hand werden dabei die Schamlippen auseinandergehalten, mit der anderen Hand wird der gefaltete Becher waagerecht eingeführt.

Lässt er sich ohne Probleme um 360 Grad drehen, sitzt er richtig – er darf nicht zu tief platziert werden. Aber das merkt man schnell daran, dass er sich nicht gut bewegen lässt. Nach ein paar Stunden kann man einfach mit der Hand den Griff ertasten und die Tasse langsam herausziehen. Dabei muss man ein bisschen vorsichtig sein, dass sie nicht umkippt. Nachdem sie entleert und ausgewaschen wurde, kann sie wieder eingesetzt werden.

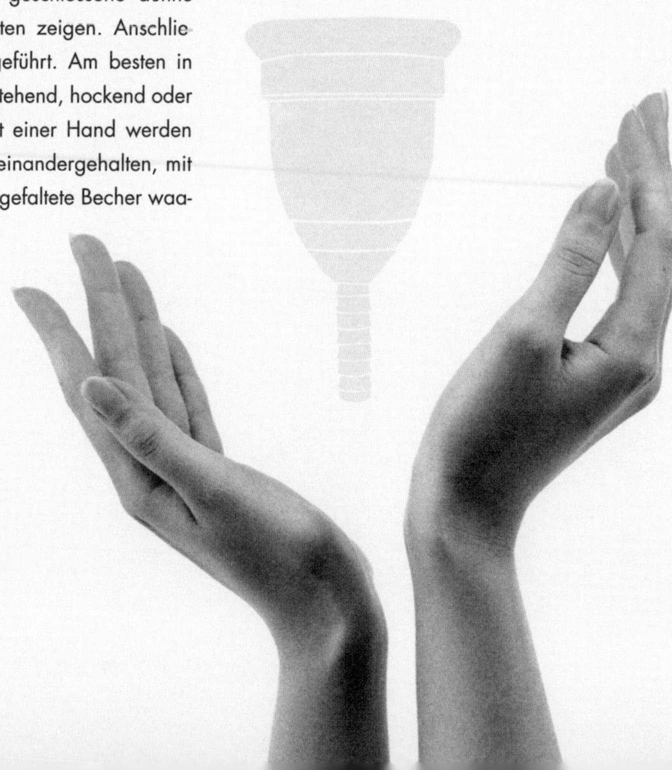

„FRÜHER HATTE ICH IMMER ANGST, MEIN TAMPON IST NICHT DICHT. DANN HABE ICH IHN VIEL ZU HÄUFIG GEWECHSELT, UM AUF NUMMER SICHER ZU GEHEN. IM VERGLEICH ZU FRÜHER BIN ICH JETZT VIEL ENTSPANNTER. DAZU TRÄGT VIEL BEI, DASS ICH SEIT ZWEI JAHREN EINEN MOON CUP VERWENDE. ICH LIEBE IHN UND FÜHLE MICH VIEL FREIER ALS MIT IRGENDWAS DAVOR. NORMALERWEISE ERZÄHLE ICH DAS NICHT SO GERN. MIR SIND EINIGE MÄDCHEN BEGEGNET, DIE IHN EKLIG FINDEN UND UNHYGIENISCH. ICH FINDE IHN PRAKTISCH, UMWELTFREUNDLICH, LEICHT ZU REINIGEN UND VIEL BEQUEMER ALS ALLES ANDERE. MÄDCHEN, DIE MOON CUPS EKLIG FINDEN, FINDEN SICH BESTIMMT AUCH SELBER EKLIG?“

S.B. ♀

DIE FREIE MENSTRUATION

Die „freie Menstruation" bezeichnet das regelmäßige Ablassen des Monatsbluts ohne aufsaugende oder auffangende Hygieneartikel. Also durch Willens- und Muskelkraft. Fast alle Tampons und Binden enthalten Formaldehyd, Dioxine und Pestizide. Diese schädlichen Stoffe können durch den Kontakt mit der Schleimhaut in den Körper gelangen und auch Schmerzen verursachen. Durch das Verwenden von Tampons und Binden wird außerdem den Schleimhäuten ein Großteil ihrer natürlichen Feuchtigkeit entzogen, was zu Schmerzen und Infektionen führen kann. Auch das Stauen des Blutes durch Tampons kann Schmerzen hervorrufen. Die freie Menstruation ist eine besonders effektive Methode, um all diese Schmerzen zu vermeiden, ein gutes Körpergefühl zu erlangen und den Beckenboden zu stärken. Go for it, girl – sei der Chef über den Beckenboden!

Die freie Menstruation ist mitteleinfach zu erlernen, setzt aber eine gute Muskelbeherrschung und ein ausgeprägtes Gefühl für den eigenen Körper voraus. Unser Menstruationsblut fließt nicht ständig aus dem Körper, sondern erst, wenn sich eine gewisse Menge angesammelt hat. Dieses Ablaufen des Blutes ist beim freien Menstruieren der entscheidende Vorgang, der angepasst und willentlich unterstützt werden muss.

Zu Beginn kann es helfen, jede Stunde auf die Toilette zu gehen und dabei den Unterleib anzuspannen und wieder zu entspannen. Es geht darum, bewusst locker zu lassen oder zu pressen, um das Blut fließen zu lassen. Dafür braucht man etwas Ruhe, um sich sicher zu sein, dass der vorhandene Blutstau komplett abgeflossen ist. Viele Frauen entwickeln ein intuitives Gespür dafür, wann es an der Zeit ist, das Blut abfließen zu lassen. Wenn man etwas übt, kann man den Zeitpunkt sogar hinauszögern bzw. das Blut noch zurückhalten und den Moment selbst bestimmen. Da hinter dem Muttermund ein kleiner Hohlraum besteht, in dem sich das Blut sammeln kann, funktioniert diese Methode des Hinauszögerns sehr gut.

Mit einem guten Gespür für den Beckenboden ist es machbar, das Abfließen zu kontrollieren. Durch das kontrollierte Ablassen von Menstruationsblut entsteht also kein Blutstau mehr, der oft für die schmerzhaften Unterleibskrämpfe verantwortlich ist. Des Weiteren wird kein Fremdkörper im Körper getragen, wie zum Beispiel ein Tampon, der ebenfalls für Schmerzen und Austrockung verantwortlich sein kann.

Die Methode der freien Menstruation benötigt natürlich etwas Übung und ist auch nicht immer durchführbar. Viele Frauen haben sich aber nach einigen Zyklen so darauf eingestellt und kennen ihren Körper sehr gut, sodass die Blutung insgesamt kürzer und schwächer ausfällt. Es entwickelt sich ein Gefühl dafür, wann der richtige Zeitpunkt zum Blutablassen ist. Freies Menstruieren bedeutet nicht, dass komplett auf andere „Hilfsmittel" verzichtet wird. Viele Frauen verwenden nachts zusätzlich Menstruationstassen, Schwämme oder Stoffbinden. Die Methode soll den Umgang mit der Blutung letztlich vereinfachen, von Zwängen befreien und kann ein gutes Kommunizieren und Interagieren mit dem eigenen Körper schaffen.

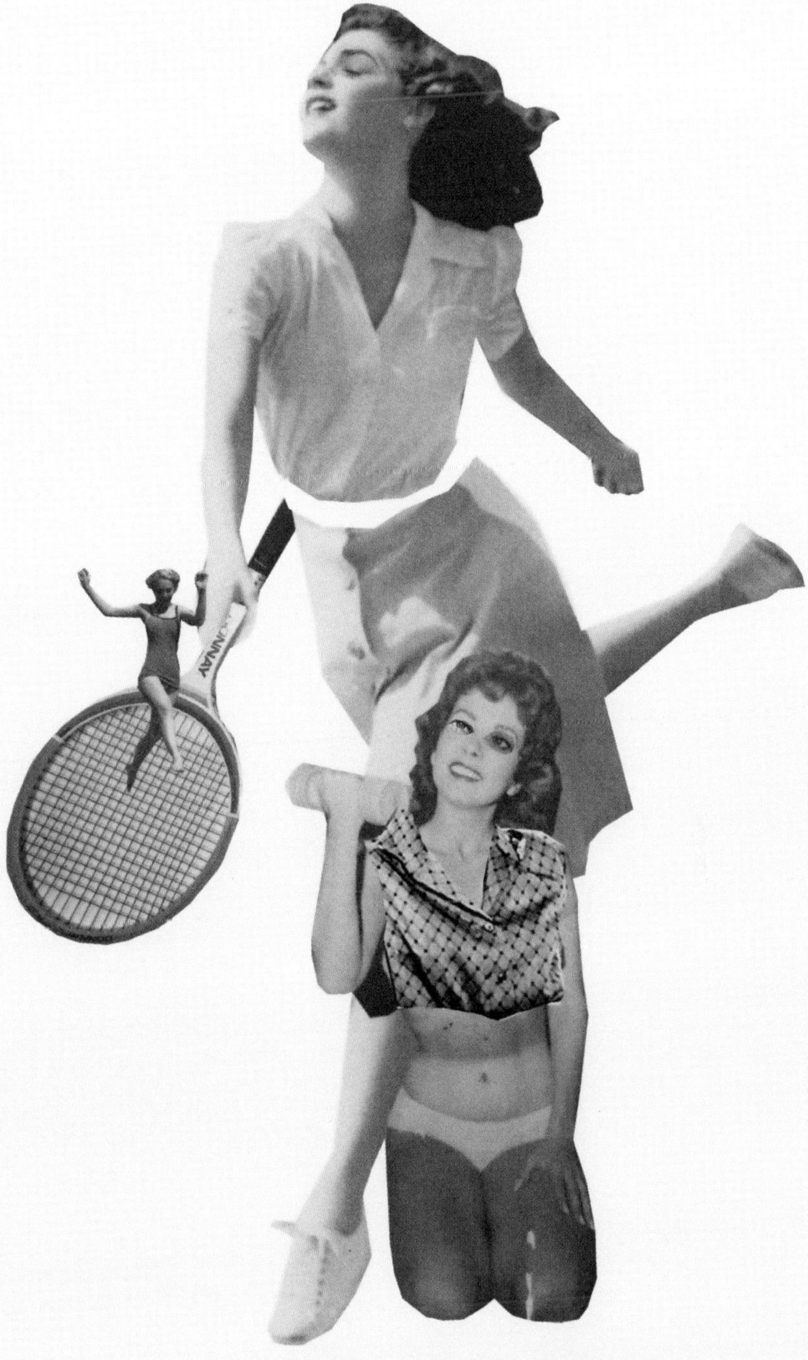

sechs

Seite 087–098

ZYKLUSSTÖRUNGEN

TAKTLOSIGKEITEN UND ANDERE WEHWEHCHEN

ZYKLUSSTÖRUNGEN

TAKTLOSIGKEITEN UND ANDERE WEHWEHCHEN

Es gibt Frauen, die völlig gesund sind, sich aber zeitlebens über eine äußerst kurze, knackige Blutung freuen dürfen. Oder andere Frauen, denen die Ehre einer sehr langen, sehr blutigen Menstruation zuteilwird. Der weibliche Körper ist nicht auf einen Normalfall herunterzubrechen. Trotzdem kann man sich bei Auffälligkeiten an folgenden Gesichtspunkten orientieren und mögliche Sorgen bei einem Arzt abklären. Eine Störung wird dann als solche betitelt, wenn es sich um eine plötzlich auftretende Veränderung der Blutungslänge oder der Blutungsstärke handelt. Zyklusstörungen lassen sich grob in zwei Hauptkategorien einteilen, dabei unterscheidet man Rhythmusstörungen und Typusstörungen.

RHYTHMUSSTÖRUNGEN

Rhythmusstörungen sind Unregelmäßigkeiten und Abweichungen in Bezug auf die Zyklusintervalle. Also Störungen, welche die Dauer unserer Blutung betreffen und somit den Rhythmus des ganzen Zyklus verschieben, wie etwa ungewöhnlich lang anhaltende, unregelmäßige, extrem kurze oder völlig ausbleibende Monatsblutungen. Durch ihre Extreme beeinflussen sie den Verlauf des Zyklus. Verlängern ihn beispielsweise auf bis zu 40 Tage oder verkürzen ihn auf wenige Wochen.

O

AUSBLEIBEN DER BLUTUNG

Menstruation bleibt mehrere Monate aus.

Bis zum 16. Lebensjahr ist es noch nicht zur Menstruation gekommen.

Auf Monate mit Menstruation folgen blutungsfreie Intervalle von drei Monaten oder mehr.

≈

VERLÄNGERTER ZYKLUS

Blutung selbst ist von normaler Dauer und Stärke, der gesamte Zyklus dauert jedoch länger als 35 Tage und weniger als 45 Tage.

~

VERKÜRZTER ZYKLUS

Zyklus ist kürzer als 25 Tage, Blutung setzt also stets zu früh ein. Blutungsintervall selbst ist aber von normaler Länge.

O

AUSBLEIBEN DER BLUTUNG

AUSLÖSER & GRÜNDE

Ist es bis zum 16. Lebensjahr noch nicht zur Blutung gekommen, kann das erbliche Gründe haben. Manchmal liegt es in der Familie, dass Mädchen erst spät ihre Periode bekommen. In seltenen Fällen kann ein Nichteintreten der ersten Blutung auch eine Folge von Fehlbildungen oder Funktionsstörungen der Geschlechtsorgane sein. Besteht ein Verdacht, kann das ein Arzt abklären. Haben bereits regelmäßige und normale Menstruationsblutungen stattgefunden, die plötzlich mehr als drei Monate ausbleiben, liegt das häufig an hormonellen Fehlsteuerungen. Auslöser dafür können viele verschiedene Umstände oder Krankheiten sein. Folgende Punkte begünstigen hormonelle Schwankungen mit Auswirkungen auf den Zyklus:

- seelische Anspannung, Stress und Trauma,
- Wechsel des Umfelds,
- private, familiäre Veränderungen,
- Auslandsaufenthalte, lange Reisen,
- Klimaveränderungen oder
- außergewöhnliche körperliche Belastungen.

Des Weiteren kann ein Ausbleiben der Blutung daran liegen, dass eine hormonproduzierende Drüse erkrankt ist. Diese Art von Erkrankung führt dazu, dass der Körper beispielsweise zu viele männliche Hormone produziert. Ebenso kann eine Unterfunktion der Nieren oder Schilddrüse zu Störungen des Zyklus führen.

Auch die Einnahme von Medikamenten, wie Psychopharmaka, blutdrucksenkende Mittel und Hormonpräparate, können für diese Art von Störung verantwortlich sein. Andere Gewohnheiten oder Veränderungen, die ein Ausbleiben der Menstruation begünstigen:

- hohe sportliche Belastung,
- extreme Gewichtsschwankungen,
- Essstörungen,
- Absetzen hormoneller Verhütungsmittel,
- Schwangerschaft, Geburt.

MÖGLICHKEITEN & THERAPIE

Oft liegt dem gestörten Zyklus ein alltägliches Problem zu Grunde. Ungesunde, extreme oder belastende Lebensumstände können von der betroffenen Frau selbst behoben werden. Durch nicht medikamentöse Therapien, Entspannungsmaßnahmen oder einen ausgeglichenen und gesunden Lebensrhythmus. Eine ausgewogene und vielfältige Ernährung ersetzt in vielen Fällen künstliche Ergänzungsmittel oder Medikamente. Bei ernsthaften Erkrankungen werden Hormone verabreicht, um die Zyklusstörung zu beheben und dem Organismus zu helfen, einen gesunden Rhythmus zurückzubekommen.

≈ ~

VERLÄNGERTER ZYKLUS / VERKÜRZTER ZYKLUS

AUSLÖSER & GRÜNDE

Dem verlängerten oder verkürzten Zyklus liegen meist natürliche hormonelle Veränderungen im Körper zu Grunde. Im Allgemeinen lässt sich sagen, dass diese Zyklusstörungen vor allem nach der allerersten Periode oder vor Beginn der Wechseljahre auftreten. In dieser Zeit befindet sich der hormonelle Funktionskreis in einer Umbruchphase. Das heißt, die Follikelreifungsphasen sind verkürzt oder verlängert. Dadurch verschieben sich die Blutungsintervalle. Die Blutung hat eine normale Dauer und Stärke, jedoch sind die blutungsfreien Intervalle länger bzw. kürzer. Meist kommt es zu keinen weiteren Beschwerden. Beim verkürzten Zyklus fühlen sich Frauen in ihrer Leistungsfähigkeit manchmal beeinträchtigt und können durch die Blutverluste eine Eisenmangelanämie entwickeln.

Weitere Ursachen können jedoch auch Stress oder eine psychische Belastung sein. Auch der Beginn einer Funktionsstörung der Eierstöcke kann den Zyklus verkürzen. Solche Veränderungen der zyklischen Ereignisse sollte man beobachten und einen Mediziner zu Rate ziehen – falls es sich nicht um einen natürlichen Auslöser, wie Pubertät oder Wechseljahre, handelt.

MÖGLICHKEITEN & THERAPIE

Handelt es sich um eine normale Monatsblutung mit gewohnter Blutmenge, die jedoch dauernd verfrüht oder viel zu spät eintritt, so wird im Falle eines akuten Kinderwunsches eine ausführliche Therapie verordnet. Dann wird ganzheitlich behandelt, und Hormonpräparate kommen zum Einsatz. Ist aber von einem verkürzten oder verlängerten Zyklus die Rede, der natürlichen Ursachen unterliegt, kann auf ausdrücklichen Wunsch ein Hormonpräparat die Symptome lindern. Das ist während der Pubertät oder der Wechseljahre der Fall. Die Wechseljahre aufhalten kann man natürlich nicht. Allerdings berichten viele Frauen von einer Linderung der Symptome und einem Zugewinn an Lebensqualität während der Wechseljahre. Die Pubertät bleibt dagegen eine manchmal wirklich fiese Zeit. Da muss man durch, wenn man zur Frau werden will.

„WENN ICH MIT FREUNDINNEN SPRECHE, DIE IHRE TAGE NICHT MEHR BEKOMMEN, VOR LAUTER STRESS ODER DER FALSCHEN ERNÄHRUNG; WENN ICH IHRE SORGEN MITBEKOMME, NIE KINDER BEKOMMEN ZU KÖNNEN, DANN BIN ICH FROH ÜBER DAS BLUT."

L.F. ♀

● ● ●

SEHR STARKE BLUTUNG

Tampons und Binden müssen über viele Tage hinweg stündlich gewechselt werden.

Blut ist oft klumpig und dickflüssig.

●

SEHR SCHWACHE BLUTUNG

Es handelt sich um wenige Tröpfchen Blut.

Blutung dauert nur wenige Tage oder Stunden.

Es tritt lediglich eine Schmierblutung ein.

∞

SEHR LANG ANHALTENDE BLUTUNG

Blutung dauert bedeutend länger als sieben Tage.

TYPUSSTÖRUNGEN

Typusstörungen beschreiben die Intensität und Dauer der Blutung selbst. Man spricht von einer Typusstörung, wenn die Menstruation auffällig stark ausfällt, sehr schwach erscheint, ganz schlimm schmerzt, schwächt oder mal sehr stark und mal nur ganz schwach ist.

=

ZUSÄTZLICHE BLUTUNGEN

Zur Monatsblutung kommen Zwischenblutungen hinzu, die bis zu zehn Tage andauern können.

†

EXTREM SCHMERZENDE BLUTUNGEN

Schwer aushaltbare Schmerzen, Krankheitsgefühl.

Alltag ist sehr eingeschränkt.

• • • ∞

SEHR STARKE BLUTUNG / SEHR LANG ANHALTENDE BLUTUNG

AUSLÖSER & GRÜNDE

Eine verstärkte oder verlängerte Blutung kann völlig harmlose Gründe haben. Ist aber jede Menstruation besonders stark und die Dauer ungewöhnlich lang, kann das an Erkrankungen der Geschlechtsorgane liegen. Gutartige Gebärmuttergeschwülste zum Beispiel, Polypen, Stauungszustände im kleinen Becken, eine liegende Spirale oder chronische Entzündungen. Andere Ursachen sind Bluthochdruck, Herz-, Nieren- oder Bluterkrankungen. In seltenen Fällen liegt es an einer Unterentwicklung der Gebärmutter. Es hilft, sich genau zu beobachten und die Geschehnisse während des Zyklus zu notieren, um sich selbst einen Überblick zu verschaffen und gegebenenfalls dem Arzt die Symptome genau schildern zu können. Das kann bei der Klärung der Problematik ziemlich helfen und viel Zeit sparen.

Die Symptomatik bei einer extremen Monatsblutung ist oft folgende: Es kommt zu einer starken, jedoch nicht verlängerten Blutung. Die betroffene Frau verliert unverhältnismäßig viel Blut, mit dunkler, klebriger bis klumpiger Konsistenz. Durch den hohen Eisenverlust fühlt sie sich geschwächt, hat Kopfschmerzen und ist ungewöhnlich müde. Allerdings reden wir hier nicht von einem oder zwei Periodentagen mit sehr roten Höschen, sondern von einer beträchtlichen Menge Blut, die auch als erschreckend wahrgenommen werden kann.

Dauert die Blutung noch zusätzlich länger als sieben Tage an, wirkt sich das eindeutig auf die Vitalität der Frau aus. All das macht nämlich bettlägerig, kraftlos und führt zu allgemeinen Krankheitssymptomen.

MÖGLICHKEITEN & THERAPIE

Ist die Ursache eine organische, beispielsweise bei Polypen oder Gebärmuttergeschwülsten, so werden diese operativ entfernt. Gibt es keine Erkrankung der Organe, so können Hormonpräparate die Blutungen regulieren. In seltenen Fällen und vor allem bei Frauen, die ihre Familienplanung abgeschlossen haben, kann außerdem eine Ausschabung der Gebärmutter vorgenommen werden. Sind die Blutungen besonders schwerwiegend und belastend, kann auch mit Hilfe eines Lasers die Gebärmutterschleimhaut abgetragen oder als letzte Lösung die Gebärmutter komplett entfernt werden. Bestimmte Medikamente können blutstillend wirken. Es gibt, wie in Kapitel zehn nachzulesen, auch einige bewährte Hausmittel gegen Blutarmut.

SEHR SCHWACHE BLUTUNG

AUSLÖSER & GRÜNDE

Grund für eine zu schwache Blutung kann, wie bei Rhythmusstörungen schon beschrieben, ein ungesunder und extrem beeinträchtigender Lebenswandel sein. Genauso wie psychische Belastungen und Stress. In ernsten Fällen kann es sich um eine Funktionsschwäche der Eierstöcke handeln. Grund dafür können Fehlbildungen sein. Weitere mögliche Auslöser sind:

- die Wechseljahre stehen bevor oder
- haben schon eingesetzt,
- Übergewicht oder Untergewicht,
- hormonelle Verhütungsmittel,
- Gestagenspirale,
- nach einer Fehlgeburt, Ausschabung,
- nach einem Schwangerschaftsabbruch,
- nach Schwangerschaft und Geburt.

Es handelt sich um ganz leichte Menstruationsblutungen. Um Mengen, die sehr ungewöhnlich sind, also nur einige Tröpfchen. Manchmal handelt es sich lediglich um Schmierblutungen. Weitere Symptome sind nicht zu erwarten.

MÖGLICHKEITEN & THERAPIE

Bei einer zu schwachen Periode ist im Normalfall keine Behandlung nötig. Oft wird die Menge nach einiger Zeit oder einer Lebensumstellung wieder normaler. Manchmal bedeutet diese geringe Menge aber auch keine Einschränkung der Fruchtbarkeit. Kommt mit der Zyklusstörung allerdings eine Unfruchtbarkeit einher, kann bei einem Kinderwunsch eine hormonelle Stimulationstherapie helfen.

=

AUSLÖSER & GRÜNDE

Kommt es zusätzlich zur normalen Monatsblutung zu Zwischenblutungen, hat dies oft hormonelle Ursachen. Vor allem in der Pubertät oder während der Wechseljahre kommt es häufiger zu solchen Symptomen. Während dieser Phasen treten des Öfteren Störungen bei der Follikelreifung auf, die zur Folge haben, dass es zu einem vermehrten und verlängerten „Östrogeneinfluss" kommt. Dann tritt zusätzlich zur normalen Monatsblutung eine Zwischenblutung auf. Diese Blutung dauert einige Tage und sorgt meist nicht für weitere Beschwerden.

Andere Gründe für einen unregelmäßigen Zyklus sind organische Erkrankungen, wie zum Beispiel Gebärmutterentzündungen, Myome, Polypen, Gebärmutterkrebs oder Scheidenkrebs.

Zusätzliche Blutungen werden danach unterschieden, warum sie auftreten. Jede Blutung aus der Scheide, die außerhalb der normalen Menstruationsblutung auftritt, nennt man Zwischenblutung. Die Zwischenblutung unterscheidet sich von der Menstruationsblutung unter anderem dadurch, dass sie eine bräunliche Schmierblutung ist.

VARIATIONEN

OVULATIONSBLUTUNG

Leichte und harmlose Blutung, die zur Zeit des Eisprungs stattfindet. In einem gesunden Zyklusablauf fällt das Hormon Östrogen kurz nach dem Eisprung deutlich ab. Dieser Abfall des Östrogens im Hormonspiegel kann auch eine kurze Blutung auslösen.

SCHMIERBLUTUNG DURCH HORMONELLE VERHÜTUNG

Solche Blutungen kommen vor allem bei der Einnahme von Pillenpräparaten mit niedrigem Östrogenanteil sowie bei liegenden Hormonspiralen vor.

SCHMIERBLUTUNG WÄHREND DER WECHSELJAHRE

Frauen nach der Menopause mit lange zurückliegender letzter Menstruationsblutung sollten bei einer dunkelroten bis braunen Schmierblutung einen Arzt zu Rate ziehen.

EIN VERLETZTES BLUTGEFÄSS

Manchmal kommt es zur Verletzung eines Blutgefäßes in der Vagina. Diese Blutung ist aber dann meist hellrot und tritt häufig nach dem Sex auf. Ebbt sie nach einigen Stunden ab und kommt nicht regelmäßig wieder, so ist sie meist harmlos.

EINNISTUNGSBLUTUNG

Durch das Einnisten eines Embryos in die Gebärmutterschleimhaut kann es zu Verletzungen kommen. Das ist völlig normal. Diese Wunden können mitunter so stark sein, dass die Blutung bemerkbar wird. Normalerweise bleiben diese kleinen Blutungen in der Gebärmutter von der Mutter aber völlig unbemerkt.

sieben

Seite 099–108

PERIODE & PSYCHE

PARTNERS IN CRIME
ODER WIE KOPF UND KÖRPER GEMEINSAME SACHE MACHEN

PERIODE & PSYCHE

PARTNERS IN CRIME
ODER WIE KOPF UND KÖRPER GEMEINSAME SACHE MACHEN

Es braucht nicht viel Phantasie, um zu verstehen, dass sich ein Kraftakt wie der Monatszyklus nicht nur körperlich bemerkbar macht. Im Gegenteil: Fruchtbarkeit und Psyche sind untrennbar miteinander verbunden. Launen, Stimmungen und Verstimmungen fallen oft mit den Stadien des Zyklus zusammen. Auch hier ist das Stimmungsbild während der ersten Zyklushälfte anders als das in der zweiten. Unser Fühlen und Handeln, Essen und Trinken, Tun und Nichtstun werden von unserem Zyklus unmittelbar beeinflusst. Man kann all die zyklischen Wehwehchen optimal als Ausrede benutzen, um dem Spülmaschine-Ausräumen zu entgehen – was sind schon ein paar Gabeln gegen die Wiege des Lebens.

EIN HOCH AUF DIE ERSTE ZYKLUSHÄLFTE

In der Zeit zwischen Menstruation und Eisprung, also in den ersten mindestens 12 bis 14 Tagen nach der letzten Periode, leistet der Körper Großartiges. Die „Altlasten" des letzten Zyklus bluten aus uns heraus. Die Gebärmutter schwemmt alles Alte und somit die Möglichkeit, schwanger zu werden, nach draußen. Sie entledigt sich ihrer Arbeit der letzten Wochen, sammelt Kraft und beginnt von Neuem. Tendenziell erleben viele Frauen diese Zeit als eine Phase der Leichtigkeit und Zuversicht. Problembehaftetes scheint weniger dramatisch, vieles geht uns ein bisschen leichter von der Hand, und wir wirken ausgeglichen und stark. Manchmal fühlt sich die Blutung an wie ein heftiges Gewitter, das, wenn es vorüber ist, reine Luft zurücklässt, die voller Energie zu sein scheint.

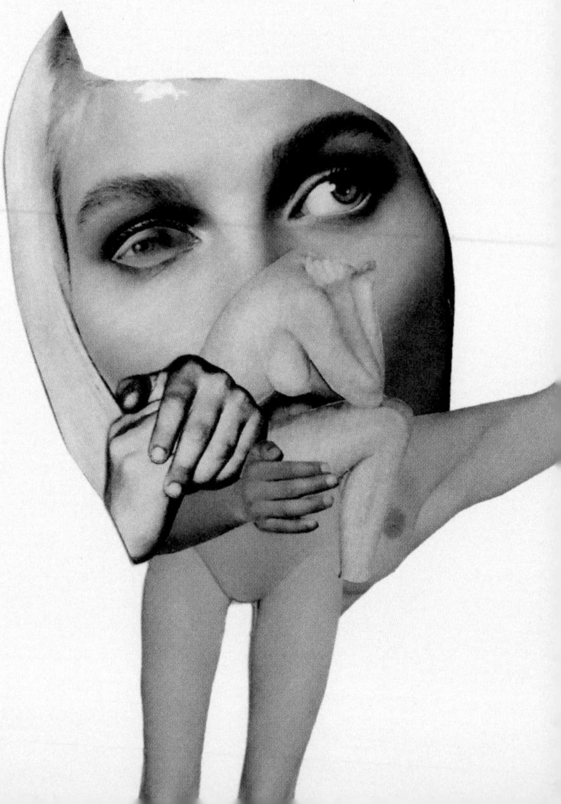

„WIR WERDEN DADURCH EMPFINDSAMER, HABEN EINFACHEREN ZUGRIFF AUF UNSERE EMOTIONEN, UND AUSSERDEM PRÄGT DER ZYKLUS EINES DER STÄRKSTEN CHARAKTER-MERKMALE DER WEIBLICHKEIT – DIE EMPATHIE.“

E.P. ♀

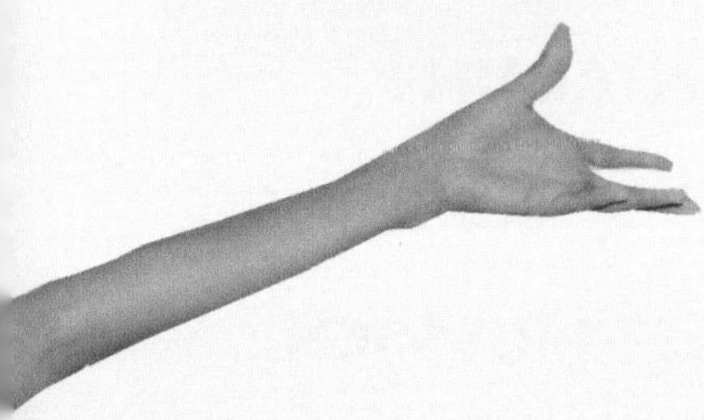

„WENN ICH MEINE TAGE HABE, IST IMMER ALLES GANZ ANDERS. WENN MEIN FREUND ES NICHT AM ZEITRAUM ERKENNT, DANN ERKENNT ER ES AN MEINER ART. ICH KANN NICHTS DAGEGEN MACHEN, ICH FUNKTIONIERE DANN EINFACH ANDERS. DAVOR HABE ICH IMMER HUNGER, WÄHRENDDESSEN BIN ICH UNGLAUBLICH SENTIMENTAL UND DANACH IMMER ETWAS TRAURIGER ALS SONST. IN MEINER SENTIMENTALEN PHASE MUSS ICH BEI JEDER TIERDOKU UND SOGAR BEI DEN NACHRICHTEN WEINEN."

S. B. ♀

EISPRUNG GUT, ALLES GUT

Manchmal haben wir dann neuen Mut, frische Ideen und schmieden große Pläne. Auch das Körpergefühl verändert sich. Die Wassereinlagerungen sind ausgeschwemmt, und die Hosen passen wieder besser. Der Bauch erscheint flacher als während und kurz vor der Periode. Viele Frauen beobachten außerdem, dass ihr Hautbild reiner und die Poren feiner werden. Die Haare sind nicht mehr so schnell fettig, und der Körperschweiß riecht weniger unangenehm. Sogar Einschlafen und Durchschlafen gehen problemloser. Somit ist die Gesamtstimmung eher stabil und ausgeruht. Das alles führt dazu, dass die allgemeine Körperwahrnehmung positiver ist, wir fühlen uns selbstbewusst und besser in unserer Haut.

In dieser Zeit bildet die Gebärmutter langsam, aber unermüdlich eine neue Schleimhaut. Sie erneuert sich für eine weitere Eizelle. Deshalb sind in diesen Tagen viele Frauen neugierig und in Aufbruchsstimmung. Diese gute Körperwahrnehmung überträgt sich auf andere Sinnesorgane, sodass die Sehkraft schärfer ist und sogar der Geruchssinn klarer wird – vor allem rund um den Eisprung. Angeblich soll das die „Suche" nach einem passenden Kandidaten zur Befruchtung erleichtern. In dieser Zeit von Stärke und Lebenslust macht sich die Eizelle bereit für ihren Weg in die Gebärmutter. Der Eisprung findet statt, und für ein paar Stunden ist die Möglichkeit gegeben, ein Kind zu zeugen.

sieben

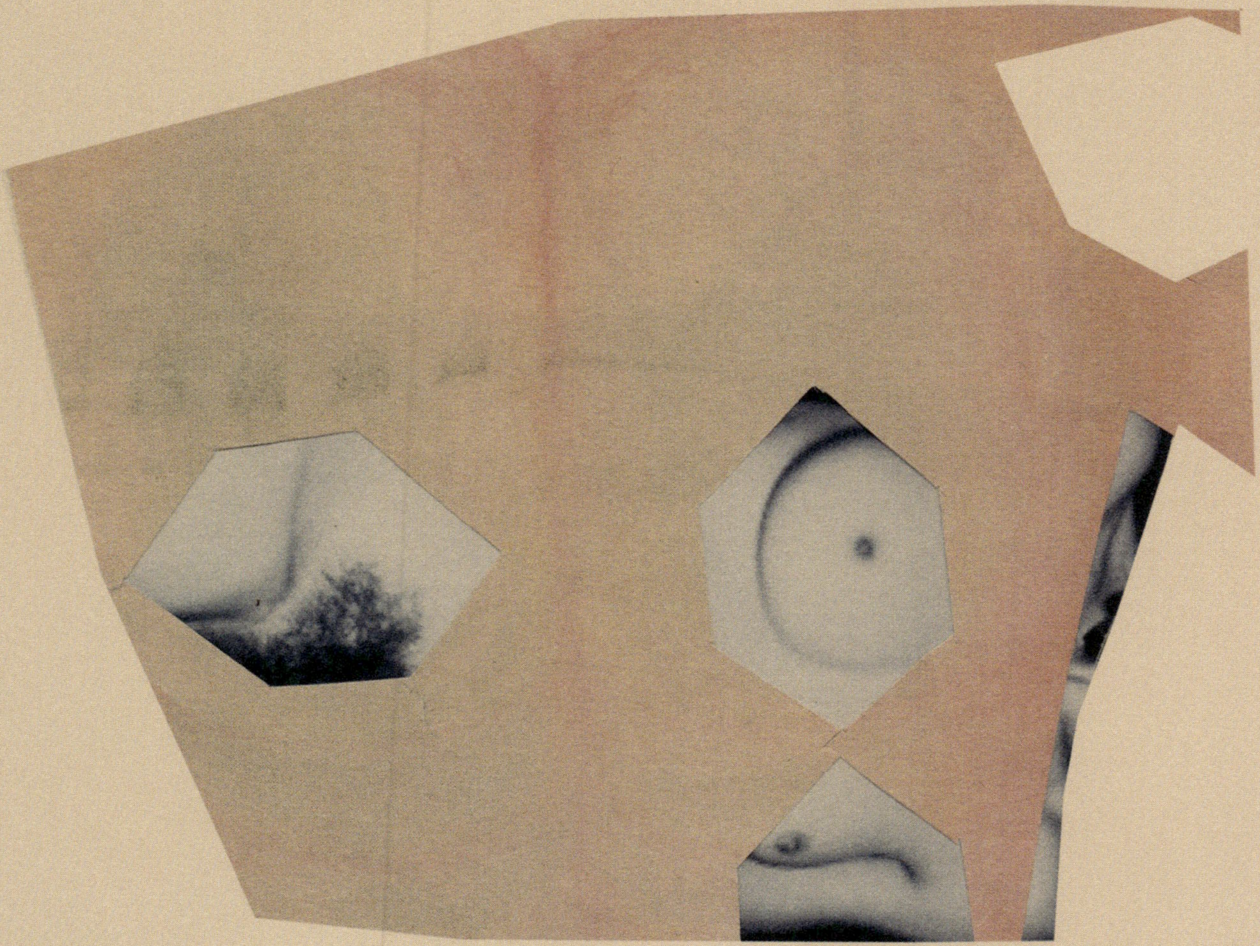

„MEINE EXFREUNDIN IST PIANISTIN. IMMER WENN SIE IHRE TAGE HATTE, HAT SIE IHR RHYTHMUSGEFÜHL EIN BISSCHEN VERLOREN. ICH SPIELE IMMER NOCH AB UND ZU MIT IHR UND KANN MEISTENS AN IHREM SPIEL HÖREN, WENN SIE IHRE TAGE HAT. SIE WIRD DADURCH RELATIV STARK IM ALLTAG BEEINTRÄCHTIGT. DAS KENNT MAN ALS MANN SO NICHT, UND ES IST OFT SEHR SCHWER, SICH DA HINEINZUVERSETZEN."

F.B. ♂

EINE RUHIGE KUGEL SCHIEBEN – ODER DIE ZWEITE ZYKLUSHÄLFTE

Während der zweiten Zyklushälfte sorgen die Eierstockhormone dafür, dass das Gewebe mehr Wasser bindet als normalerweise. Dieses sammelt sich bei den meisten Frauen in den Beinen und sorgt insgesamt für ein aufgedunsenes und schweres Körpergefühl. Manchmal kann das auch Schmerzen verursachen. Wir fühlen uns dann unbeweglich, und körperliche Tätigkeiten machen mehr Mühe. Überhaupt bricht unter Umständen eine Phase der Dünnhäutigkeit und Verletzlichkeit an. Viele Frauen fühlen sich schnell überfordert und belastet von ganz alltäglichen Dingen. Erwartungen setzen uns unter Druck, und Herausforderungen werden schnell zu Stress. Müdigkeit prägt den Alltag. Oft fühlen wir uns schutzlos und wollen uns häufiger zurückziehen. In dieser Phase hilft es, gut auf den eigenen Körper zu hören und sich Zeit für sich selbst einzuräumen.

WHAT GOES AROUND, COMES AROUND

Viele Frauen haben nicht gelernt, auf solche Körpersignale zu achten, und halten sie für reine Fehlerhaftigkeit und Schwäche. Das Gegenteil ist der Fall. Der weibliche Körper schafft während des Zyklus Großes, bewältigt viele Anstrengungen und kämpft für uns. Dass diese Vorgänge nicht vor unseren Gefühlen Halt machen, versteht sich eigentlich von selbst. Unsere zyklischen Verstimmungen und auch viele Beschwerden sind ein Zeichen dafür, wie prächtig unsere Fortpflanzungsorgane funktionieren. Wir sollten lernen, besser auf diese Signale zu reagieren.

ALLES BLÖD, DICK UND HUNGRIG

Es ist nach der fruchtbaren Eisprungphase ganz normal, dass die Talgdrüsen auf Touren kommen. Wir bekommen unter Umständen mehr Pickel, und der Schweißgeruch wird intensiver. Viele Frauen beschreiben unkontrollierten Hunger und total schräge Gefühlsausbrüche. Lachen und Weinen wechseln sich vielleicht völlig sinnfrei und sehr schnell ab. All das muss nicht bei jeder Frau so sein. Wenn doch, ist es aber völlig normal. Was nicht darüber hinweghilft, dass all das leider kein wirklicher Zugewinn des Selbstwertgefühls ist. In den Tagen vor der Menstruation fühlen sich viele Frauen nicht besonders begehrenswert und wollen sich lieber verkriechen. Überhaupt, unsere Problemzonen nehmen wir jetzt als noch größer wahr, und kleine Makel fallen uns viel negativer auf als sonst. Während der ersten paar Tage der Periode ist die Stimmung eher trüb. Bauchkrämpfe, Blähungen und Rückenschmerzen setzen unserer möglicherweise sowieso schon schlechten Stimmung noch das Sahnehäubchen auf. Wir fühlen uns schnell unverstanden, können uns nicht konzentrieren und sind manchmal einfach traurig.

Am liebsten würden wir uns mit einer Wärmflasche ins Bett verziehen, erst Körnersemmeln, dann Blaubeerpfannkuchen und Waldmeistergummibären essen, bis es Lachsnudeln gibt. Und das Haus auf keinen Fall verlassen.

NACH DEN TAGEN IST VOR DEN TAGEN

Unser Körper zeigt uns sehr genau auf, in welcher Phase unseres Zyklus wir uns gerade befinden. Während der zweiten Zyklushälfte ist es manchmal nicht so rosig … Aber zum Glück kommen bald bessere Zeiten. Nach der Menstruation geht es wieder steil bergauf mit der Psyche.

Vielen Dank, liebe Eierstöcke, für eure fleißige Arbeit.

acht

Seite 109–114

PMS

ODER AUCH PRÄMENSTRUELLES SYNDROM

PMS

ODER AUCH PRÄMENSTRUELLES SYNDROM

Viele Frauen leiden während der zweiten Zyklushälfte und besonders einige Tage vor ihrer Periode an körperlichen und psychischen Beschwerden. Diese „Auas" gehören dazu und sind Ausdruck dessen, was in unserem Körper vor sich geht. Die Gebärmutter winkt uns quasi zu, und manchmal äußert sich das durch depressive Stimmungen, Schmerzen, Krämpfe, seelische Abgeschlagenheit, Übelkeit und Rückenschmerzen. All das und noch vieles mehr sind Symptome des prämenstruellen Syndroms, abgekürzt PMS. Ausgelöst wird dieses Gefühls- und Körperchaos durch die wilde Aktivität unserer Hormone während der zweiten Zyklushälfte. Meistens tritt das PMS ein bis zwei Wochen vor der Menstruation auf und verschwindet mit der Blutung. Das PMS wirkt sich so individuell aus wie alle Zykluserscheinungen und ist niemals bei jeder Frau gleich. Ein paar Eckdaten sind im folgenden Kapitel zusammengefasst. Es ist nämlich ganz normal, manchmal gar nicht so normal zu sein …

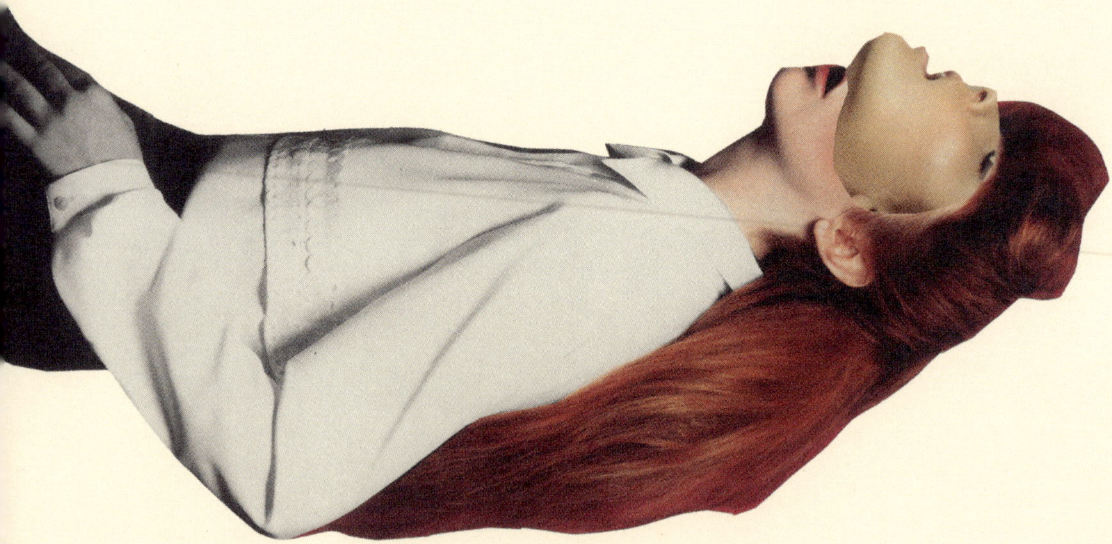

URSACHEN & SYMPTOME

Die große Bandbreite an körperlichen und psychischen Beschwerden des prämenstruellen Syndroms ist bei jeder Frau individuell ausgeprägt. Was genau die Ursache des PMS ist und warum es bei jeder Frau in jeder Lebensphase anders in Erscheinung tritt und manchmal überhaupt nicht, ist bis heute nicht hinreichend erforscht. Es wird aber davon ausgegangen, dass die Symptome durch die natürlichen Hormonschwankungen während des Zyklus entstehen und jede Frau unterschiedlich empfindsam darauf reagiert. Auch hat die Lebensweise der jeweiligen Frau Einfluss auf das Ausmaß des PMS, so spielen körperliche Bewegung, Stress und Ernährung sowie Alkoholkonsum eine wichtige Rolle. Für die betroffenen Frauen kann das prämenstruelle Syndrom zwar sehr unangenehm sein, es ist jedoch nicht gefährlich und durch eine passende Reaktion bzw. eine Anpassung der Bedürfnisse besser aushaltbar.

KÖRPERLICHE SYMPTOME

- Rückenschmerzen, Verspannungen
- Ziehen im unteren Bauch, Bauchkrämpfe
- Spannungsgefühl in den Brüsten, Schmerzen und Überempfindlichkeit bei Berührung der Brust
- Heißhunger oder Appetitlosigkeit
- Verdauungsprobleme, Blähungen
- Gewichtszunahme
- Wassereinlagerungen

PSYCHISCHE SYMPTOME

- Schlafstörungen, Müdigkeit
- Konzentrationsprobleme
- Depressive Verstimmungen
- Antriebslosigkeit, Abgeschlagenheit
- Angstzustände
- Gefühl von Überforderung
- Reizbarkeit
- Sehr emotionale Reaktionen

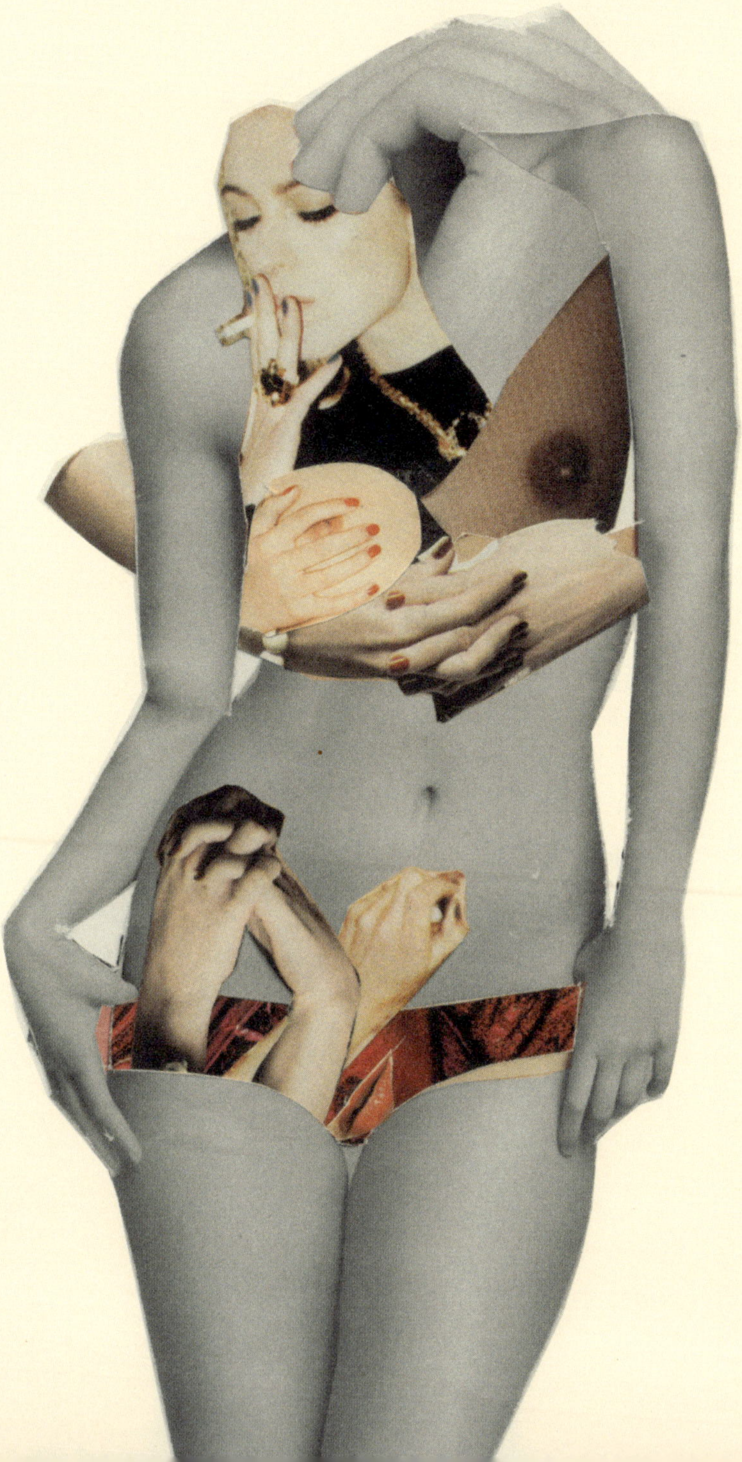

acht

Da es sehr viele verschiedene Symptomatiken gibt, existieren mindestens genauso viele Therapiemöglichkeiten. Die Quintessenz liegt dabei darin, die individuellen Körperreaktionen sowie psychischen Zustände genauer zu beobachten. Denn nur wer ein Bild davon hat, was in dieser Zeit besonders schmerzhaft oder beschwerlich ist, kann ein Mittel dagegen finden. Vor allem bestehen diese Therapiemöglichkeiten im Regelfall aus einer Verbesserung des Lebensstils. Mit einfachen Dingen wie ausreichendem Schlaf kann man schon viel ausrichten. Auch mit Ruhepausen und Apfelkuchen. Die Schulmedizin bietet die Möglichkeit, mit Schmerzmitteln, krampflösenden Medikamenten und Hormonpräparaten, wie der Pille, Hormonschwankungen zu unterdrücken. Bei Brustschmerzen helfen bestimmte Hormongels für die Haut, und in extremen Fällen werden Antidepressiva verschrieben, wenn die psychischen Auswirkungen nicht auszuhalten sind. In der Naturheilkunde existieren ganze Regale von Präparaten, die vor allem für Frauen in Frage kommen, die keine Hormone einnehmen möchten.

Ein nicht zu vernachlässigender Therapieansatz sind bewusste Veränderungen im Alltag. Dazu gehören zum Beispiel das Erlernen von Entspannungstechniken, regelmäßige sportliche Aktivitäten sowie genügend Schlaf und das Aneignen eines beständigen Alltagsrhythmus. Im Bezug auf die Ernährung kann ein Verzicht auf Koffein, Nikotin, Zucker und Salz in der zweiten Zyklushälfte besonders gegen Wassereinlagerungen und Brustspannen helfen. Ansonsten hilft es, sich mit menstruierenden Menschen zu umgeben, die diese seelischen und körperlichen Gebrechen nachvollziehen und stützen können. Natürlich geht das auch mit anderen einfühlsamen Menschen ohne Uterus. Oder überhaupt mit Dingen oder Geschöpfen, die uns guttun. Auch Katzen gehen.

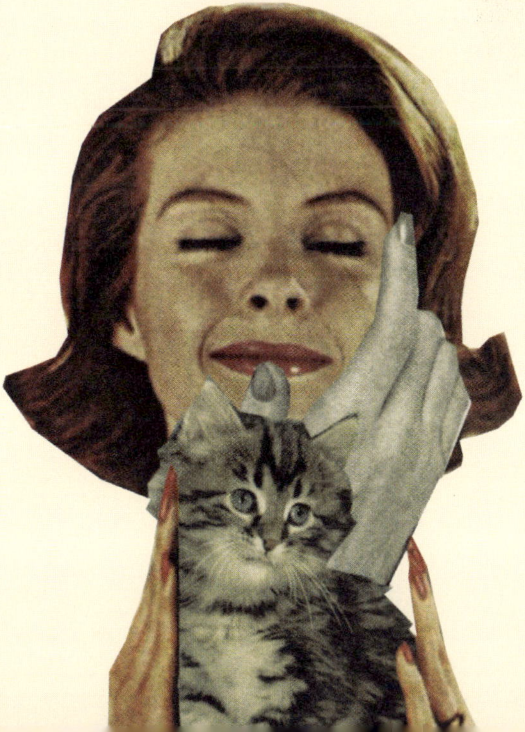

neun

Seite 115–124

NORMALE ABNORMALITÄTEN

I'M FABULOUS AND NOT ASHAMED

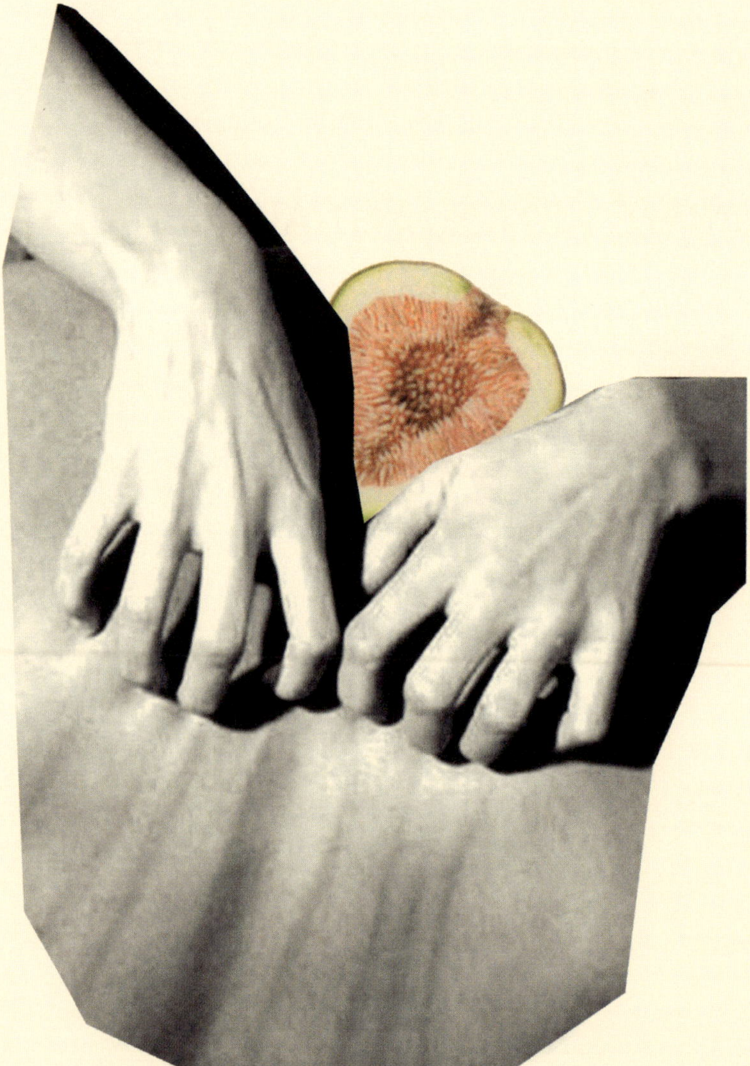

neun

NORMALE ABNORMALITÄTEN

I'M FABULOUS AND NOT ASHAMED

Erfahrene Frauen wissen meist ganz genau, was los ist, wenn es zwischen den Beinen juckt, wehtut oder nicht ganz so gut riecht. Das ist völlig normal, keine Panik. Die meisten Frauen kennen temporäre Veränderungen der Vaginalflora. Falls die Beschwerden andauern, kann ein Arzt meist unkompliziert dabei helfen, mögliche Infektionen richtig und schnell zu behandeln, damit wir uns bald wieder wohlfühlen. Pilzinfektionen oder bakterielle Infektionen kommen im Leben der gesündesten Vagina vor und sind im Normalfall absolut kein Weltuntergang.

VAGINALPILZ

Beim Scheidenpilz, auch Vaginalpilz genannt, handelt es sich um eine Pilzerkrankung des Genitalbereichs. Es juckt und brennt fürchterlich in der Vagina und manchmal auch außerhalb. Das sind Entzündungen der Vaginalschleimhaut und der Vulva – die meisten Frauen ereilt mindestens einmal in ihrem Leben eine Scheidenpilzinfektion. Sie ist die beliebteste Erkrankung der weiblichen Geschlechtsorgane.

URSACHE

Dem Vaginalpilz liegen sogenannte Hefepilze zu Grunde. Sie vermehren sich besonders gut in einem feuchten Milieu bei einer Temperatur von 37 Grad und gedeihen daher in der Vagina besonders gut. Diese beherbergt ebendieses Klima. Die Hefepilze besiedeln ständig Scheide und Darm, sie sind dort immer zu finden und gehören dazu. Allerdings rufen sie normalerweise keine Entzündungen der Schleimhaut hervor, sondern leben einfach nur gern als Teil der Scheidenflora in der Vagina. Die Vagina ist durch ihr saures Milieu (schützende Milchsäurebakterien) ein eigentlich sehr erregerunfreundlicher Ort. Durch verschiedenste Einflüsse können sich jedoch der pH-Wert und andere Umweltbedingungen in der Vagina so verändern, dass sich die Wachstumsbedingungen für die Pilze verbessern. Auch wenn unsere Immunabwehr geschwächt ist, können sich die sonst harmlosen Hefepilze sehr schnell und unkontrolliert vermehren und Entzündungen der Schleimhaut von Vulva und Vagina auslösen. Diese Infektion wird dann „Kandidose" genannt – oder eben Vaginalpilz. Was eigentlich ein irreführender Begriff ist, da wir stets Pilze in der Vagina haben.

Mögliche weitere Ursachen für eine Veränderung des pH-Wertes und anschließende Vermehrung der Hefepilze mit der Folge einer Entzündung können sein:

- Hormonschwankungen aufgrund einer Schwangerschaft, der Wechseljahre, der Pille, einer Hormonspirale usw.,
- Stoffwechselstörungen/Diabetes,
- Einnahme von Antibiotika,
- Gebärmutter- oder Blasenentzündungen,
- Einnahme von Kortisonpräparaten,
- übermäßige Intimhygiene mit unnatürlichen Mitteln wie Intimsprays, Vaginalspülungen oder Ähnlichem,
- eng anliegende, luftundurchlässige Kleidung,
- synthetische Unterwäsche,
- extrem zuckerreiche Ernährung,
- psychische Belastungen.

SYMPTOME

- Starker Juckreiz/brennender Schmerz von Vulva und Vagina mit weiß-gelblichem Ausfluss,
- Schwellung/Rötung der Vagina,
- Hautausschläge (Bläschen), Pusteln im äußeren Genitalbereich sind möglich,
- Schmerzen beim Sex und beim Pinkeln,
- keine Geruchsveränderung.

DIAGNOSE

Frauen, die öfter an einer Scheidenpilzinfektion leiden, kennen die Symptome sehr gut und wissen genau, wann es sich um eine Pilzinfektion handelt und wann um etwas anderes. Ein Besuch beim Frauenarzt kann jedoch Klarheit verschaffen. Dieser untersucht den Genitalbereich und nimmt einen Abstrich der Vaginalschleimhaut. Das geht schnell und ist unkompliziert, und meistens kann man die Infektion zu Hause mit einfachen Mitteln selbst behandeln.

THERAPIE

Medikamente gegen Scheidenpilz gibt es in Form von Scheidenzäpfchen, Vaginaltabletten oder als Cremes. Meistens gibt es dazu eine Art „Applikator", der die Handhabung erleichtert. Die Zäpfchen und die Tabletten müssen in die Scheide eingeführt werden, die Cremes werden innerhalb und außerhalb angewendet. Die Behandlung mit Zäpfchen, Vaginaltabletten, Salben und Cremes dauert ein bis sechs Tage. Unterstützend kann man beim Essen auf Zucker verzichten. Am Ende der Therapie ist der Pilz meist völlig verheilt. Die Dauer hängt jedoch von der Schwere der Infektion ab. Reicht dies nicht aus, um den Pilz abzutöten, können zusätzlich noch Antipilzmittel in Tablettenform eingenommen werden. Wichtig ist übrigens, dass immer der Sexpartner mitbehandelt wird, auch wenn ihm das nicht passt oder er keine Symptome hat. Er kann nämlich trotzdem eine Kandidose haben und den Pilz quasi zurückübertragen, sodass die Infektion hin und her gereicht wird. Der Arzt spricht dann von einer Pingponginfektion.

BAKTERIELLE VAGINOSE

Die bakterielle Vaginose ist ein krankhaftes Ungleichgewicht der Scheidenflora, ausgelöst durch Bakterien, die eigentlich nur in der Darmgegend etwas zu suchen haben. Gelangen viele von diesen Bakterien in die Vagina, wehrt sie sich dagegen, die Schlaue.

URSACHE

Darmbakterien sind meist die Ursache für die bakterielle Vaginose. Denn diese Bakterien besiedeln manchmal die Vagina, obwohl sie dort überhaupt nicht hingehören. Unter anderem können sie beim Sex oder durch eine Veränderung des Hormonhaushalts dort hingelangen. Sie lösen eine Entzündung im Scheidenbereich aus.

SYMPTOME

- Unangenehmer, fischiger Geruch,
- gräulich-weißlicher, dünnflüssiger Ausfluss mit „Nässegefühl",
- leichte Schmerzen/„Trockenheitsgefühl",
- Schmerzen beim Sex sind möglich,
- erhöhter pH-Wert (> 4,5) in der Vagina.

DIAGNOSE

Der Frauenarzt macht einen Abstrich der Vagina. Die bakterielle Vaginose kann sicher diagnostiziert werden, wenn mindestens drei Symptome zutreffen.

THERAPIE

Eine Behandlung ist nur dann notwendig, wenn die betroffene Frau unter den Symptomen leidet. Es kann nämlich auch sein, dass eine bakterielle Vaginose so unbemerkt verläuft, dass sie erst mal gar nicht behandelt wird. Außerdem heilt sie in einem Fünftel der Fälle spontan wieder ab. Bei Symptomen werden jedoch Antibiotika verabreicht. Zusätzlich sollte das natürliche Gleichgewicht des Scheidenmilieus wieder aufgebaut bzw. wieder in Einklang gebracht werden. Dies geschieht zum Beispiel durch Kapseln oder Zäpfchen mit Milchsäurebakterien, die in die Vagina eingeführt werden. Ganz wichtig ist es auch, keine Tampons zu verwenden, solange der Arzt noch keine Entwarnung gegeben hat und wir zusätzlich auch noch unsere Regel bekommen.

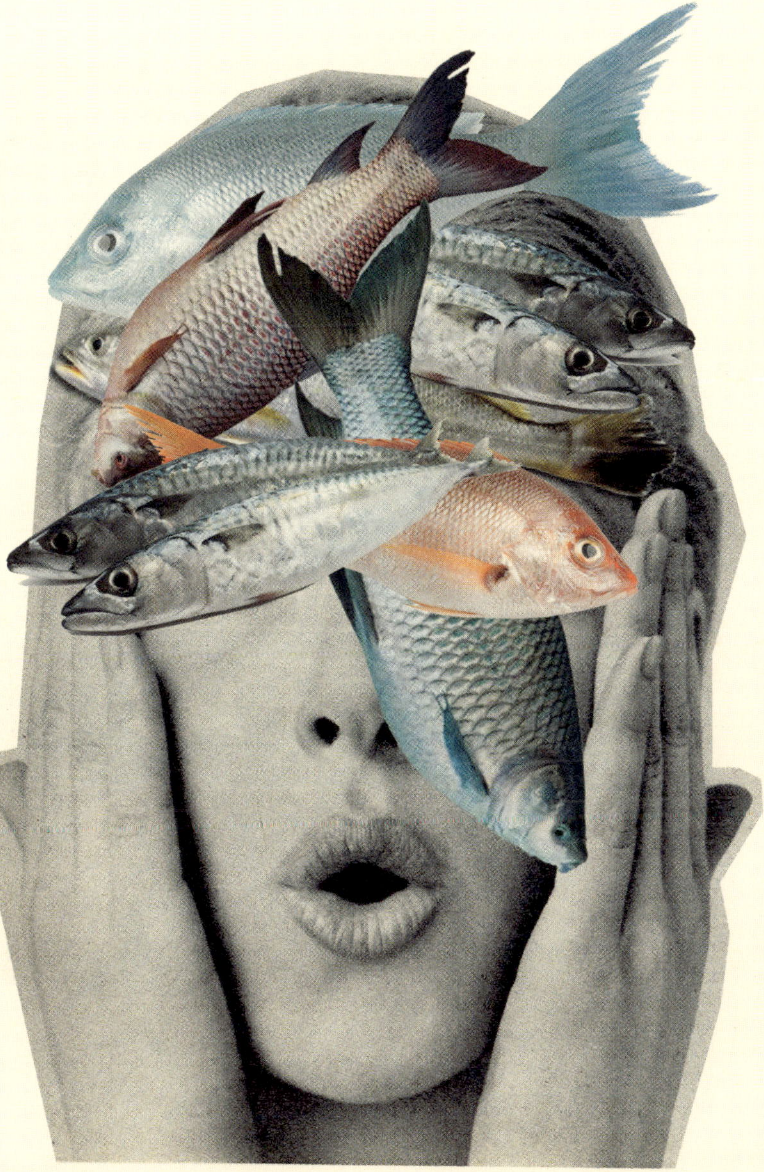

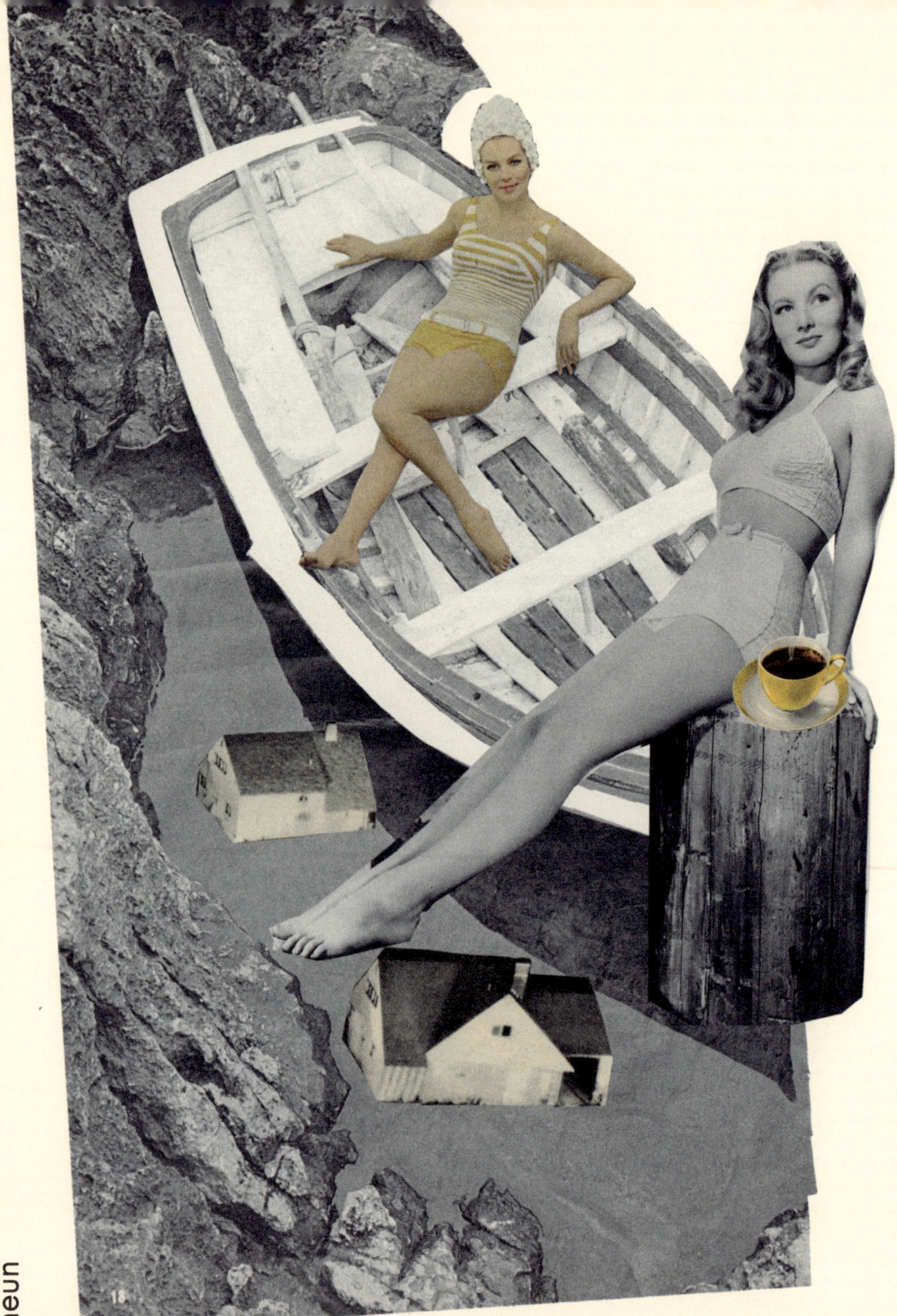

neun

BLASENENTZÜNDUNG

Wer häufiger an einer Blasenentzündung leidet, der weiß, wie verdammt schmerzhaft und unangenehm diese Infektion ist. Bei einer klassischen Blasenentzündung handelt es sich um die Infektion der unteren Harnwege, also von Harnröhre und Blase. Sie heilt zwar mit passender Behandlung schnell und folgenlos wieder ab, manche Frauen erkranken aber immer wieder daran. Das ist lästig und unnötig und überhaupt – no Blasenentzündung, please.

URSACHE

Meist kommt es zu einer Blasenentzündung, wenn Bakterien aus dem Darm in die Vagina und von ihr zur Harnröhre gelangen. Dort steigen sie auf und entzünden das Gewebe. Auch Veränderungen im Hormonhaushalt, Infektanfälligkeit, übertriebene Hygiene und die Reizung des Gewebes durch häufigen Sex können die Ursache sein. Allgemein sind die weiblichen Geschlechtsorgane so konstruiert, dass die Harnröhrenöffnung direkt vor der Vagina liegt und so dem Darmausgang und seinen Bakterienvorkommen sehr nahe ist. Das begünstigt natürlich den Kontakt der Harnröhre mit den Bakterien, die dort nicht hingehören.

SYMPTOME

- Schmerzen und Brennen beim Pinkeln,
- starker Drang, pinkeln zu müssen, obwohl nichts kommt oder nur wenige Tröpfchen,
- Unterbauchschmerzen,
- in schlimmen Fällen ist Blut im Urin, in leichteren Fällen ist er trüb.

DIAGNOSE

Beim Frauenarzt oder Hausarzt wird der Urin untersucht. Daran kann erörtert werden, wie schlimm die Blasenentzündung ist und welche Methode zur Therapie in Frage kommt.

THERAPIE

Viel Wasser und Kräutertee zu trinken ist eine gute Möglichkeit, die Blase durchzuspülen und so eine Blasenentzündung loszuwerden. Dadurch lässt sie sich außerdem auch vorbeugen. Harntreibende Tees können die Heilung beschleunigen. In vielen Fällen muss allerdings zusätzlich ein Antibiotikum eingenommen werden.

zehn

Seite 125–134

NATÜRLICHE HELFER

ZYKLUSBESCHWERDEN NATÜRLICH UNTERSTÜTZEN

NATÜRLICHE HELFER

DEN ZYKLUS PFLANZLICH UNTERSTÜTZEN

Gegen viele Beschwerden, die ein Unterleib manchmal verursacht, gibt es pflanzliche Hilfsmittel. Man kann sich Rat bei einem guten Apotheker oder einem Heilpraktiker holen und sich bei der Bestellung von Kräutern helfen lassen, die nicht so einfach im Einzelhandel zu finden sind. Viele Drogerien oder Reformhäuser verfügen zudem über eine breite Auswahl an Tees und Kräuterextrakten. Im Folgenden sind einige Pflanzen aufgelistet, die dafür bekannt sind, häufige Schmerzen und Beschwerden während des Zyklus lindern zu können. Um sicherzugehen und die individuellen Erfolgschancen zu maximieren, sollte ein naturheilkundlich erfahrener Frauenarzt oder ein Homöopath hinzugezogen werden. Alle pflanzlichen Mittel haben – genauso wie „echte" Medikamente – Neben- und Wechselwirkungen mit anderen Medikamenten oder Naturheilmitteln, sodass es einiges zu beachten gibt. Bei manchen ist zudem der Nutzen kaum belegt. Letztendlich muss man das einfach ausprobieren, um die für einen selbst richtige Pflanze und die Dosis zu finden.

BEIFUSS – *Artemisia vulgaris*

Als Tee aufgebrüht kann der Beifuß bei ausbleibender und/oder schwacher Regelblutung helfen. Vor allem nach dem Absetzen der Pille kann er dabei unterstützen, den Zyklus wieder in regelmäßige Bahnen zu lenken. Außerdem regt er die Verdauung und die Durchblutung an.

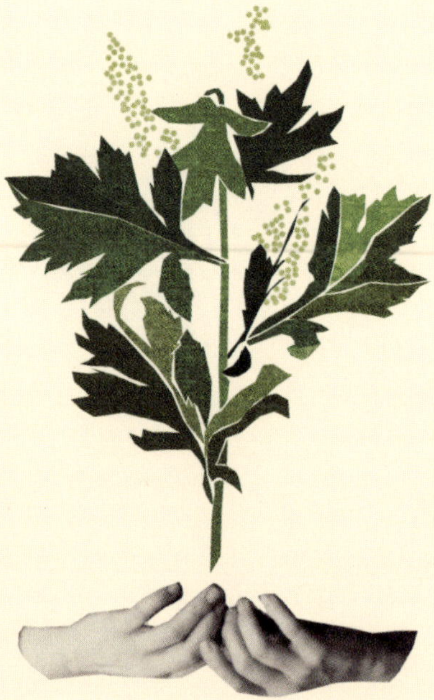

EBERRAUTE – *Artemisia abrotanum*

Die Eberraute schmeckt als Tee sehr bitter, man sollte sie deshalb sparsam gebrauchen. Doch regelmäßig eingenommen kann sie ebenfalls Verdauung und Durchblutung anregen und nach Fehlgeburten gezielt angewendet zur Selbstreinigung der Gebärmutter beitragen.

EINHORNWURZEL – *Helonias dioica*

Die Einhornwurzel ist als DAS ursprüngliche Frauenkraut bekannt. Sie ist als Tinktur oder als homöopathisches Mittel zu bekommen und kann geschwächten Frauen kurz nach der Geburt helfen. Die Einhornwurzel kann gegen Regelschmerzen und Rückenschmerzen eingesetzt werden. Sie stärkt die Gebärmutter und kann den Zyklus regulieren. Sie besitzt eine östrogenartige Wirkung und kann zudem Entzündungen hemmen.

BILSENKRAUT – *Hyoscyamus*

Bilsenkraut ist ein krampflösendes Heilkraut, welches als Massageöl sowie als Globuli eingesetzt wird. Das Kraut wirkt beruhigend, leicht betäubend und muskelrelaxierend. Es kann ein chemisches Schmerzmittel oder entkrampfendes Medikament ersetzen.

BRENNNESSEL – *Urtica*

Als Tee oder im Salat als Rohkost eingenommen wirkt die Brennnessel entwässernd, kann also gegen Beschwerden in der zweiten Zyklushälfte und bei PMS helfen. Sie ist harntreibend, eisenhaltig und stärkt die Abwehr. Gerade während des menstruellen Blutverlustes kann man sich mit der Brennnessel etwas Gutes tun.

GREISKRAUT – *Senecio*

Zubereitet zu einer Paste für die Haut oder als Zäpfchen verabreicht wirkt das Greiskraut krampf- und blutstillend. Es funktioniert als krampflösendes Mittel ebenso wie gegen äußere und innere Entzündungen.

MÖNCHSPFEFFER – *Vitex agnus-castus*

Den Mönchspfeffer gibt es heute in allerlei Formen. Vor allem ist er in Tablettenform beliebt und einfach einzunehmen. Er wirkt auf die Hirnanhangdrüse und kann die Produktion des Gelbkörperhormons anregen. Außerdem wirkt er zyklusregulierend und wird bei Unfruchtbarkeit und ausbleibender Menstruation eingesetzt. Vor allem bei stressbedingt verkürztem Zyklus kann er das Hormongleichgewicht wiederherstellen und für einen längeren, stabileren Monatszyklus sorgen. Das hilft besonders Frauen, die einen stress- oder phasenbedingt unerfüllten Kinderwunsch haben. In der Reproduktionsmedizin hat der Mönchspfeffer ein hohes Ansehen gewonnen. Die Einnahme sollte jedoch immer mit einem Arzt besprochen werden.

KÜCHENSCHELLE – *Pulsatilla*

Die Küchenschelle, auch Pulsatilla genannt, ist als Globuli erhältlich und kann, regelmäßig und über einen längeren Zeitraum eingenommen, gegen Regelbeschwerden und PMS helfen. Sie kann zudem ausgleichend bzw. festigend wirken und wird bei zu schwachen oder ausbleibenden Blutungen eingenommen.

FRAUENMANTEL – *Alchemilla*

Als Tinktur oder Tee konsumiert kann der Frauenmantel eine hormonartige Wirkung haben. Er kann dazu beitragen, die körpereigene Gelbkörperhormonbildung anzuregen, sodass im Behandlungsfall auf die medikamentöse Gabe von Hormonen verzichtet werden kann. Der Frauenmantel wird oft bei PMS oder Blutungsstörungen sowie manchmal bei konkretem Kinderwunsch eingesetzt. Auch vor Fehlgeburten bzw. Schwangerschaftsabgängen soll er schützen. Er kann den Eisprung anregen und die Empfängniswahrscheinlichkeit erhöhen. Ebenso kann er prämenstruelle Stimmungsschwankungen ausgleichen und Bauchkrämpfe sowie Druckschmerzen lindern.

BLUTWURZ – *Potentilla erecta*

Blutwurz wird als Tinktur oder Tee zubereitet und kann gegen Viren, blutstillend und wundheilend wirken. Sie fördert die Menstruation, kann aber gleichzeitig eine unkontrollierte Blutung verhindern.

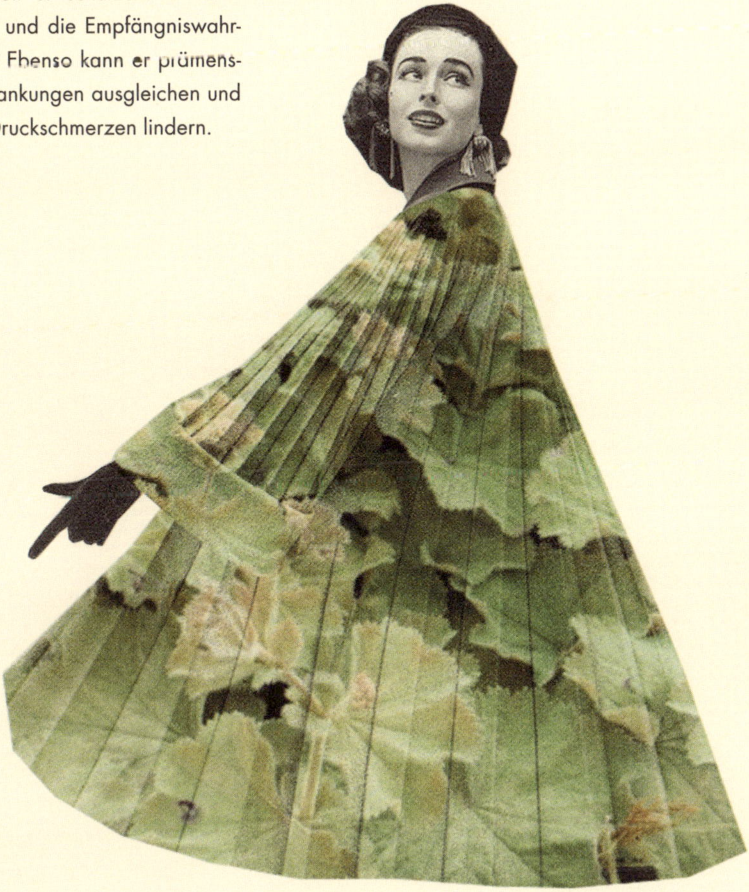

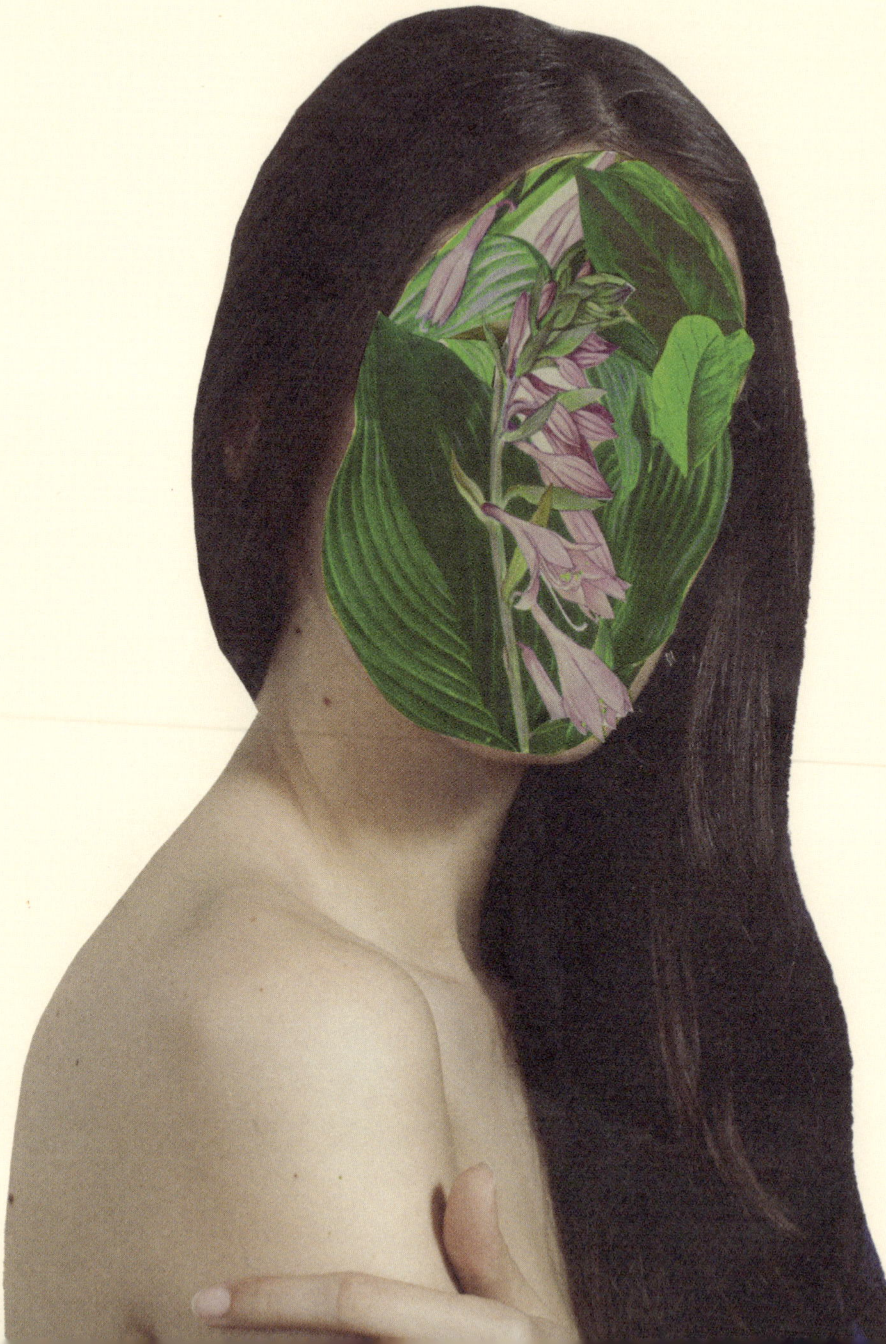

zehn

ZYKLUSFREUNDLICHE NAHRUNGSMITTEL & HEIMISCHE PFLANZEN ALS TEIL DER TÄGLICHEN ERNÄHRUNG

Ebenso wie Heilkräuter Schmerzen und andere Probleme lindern können, können viele gängige Nahrungsmittel und Küchenkräuter bei unseren Zyklusbeschwerden helfen. Regelmäßig in den täglichen Speiseplan integriert, können sie bedeutende Arbeit in unserem Körper leisten und viele wichtige Funktionen unterstützen.

HIMBEERE – *Rubus idaeus*

Die frische Himbeere wirkt entzündungshemmend und krampflösend. Sie stärkt das Bindegewebe und kann, über einen langen Zeitraum regelmäßig gegessen, eine geburtserleichternde Fähigkeit entfalten, indem sie den Muttermund öffnet und ihn sanft erweicht. Außerdem wirkt ein Tee aus ihren Blättern ab der 38. Schwangerschaftswoche wehenfördernd.

LAVENDEL – *Lavandula*

Egal, ob als Gewürz, als Duft- oder Körperöl, Badezusatz oder Tee, der Lavendel ist Meister im Beruhigen und Ausgleichen. Er wird gegen Schlafstörungen, Angstzustände sowie bei Krämpfen eingesetzt. Und er wirkt antibakteriell.

INGWER – *Zingiber officinale*

Als Tee, als Pulver oder Gewürz fördert der Ingwer die Verdauung und wirkt entzündungshemmend und schweißtreibend. Ganz besonders ist er als Mittel gegen Übelkeit und Magenbeschwerden bekannt. Aufgrund seiner erwärmenden Eigenschaft ist es aber ratsam, es mit dem Konsum nicht maßlos zu übertreiben und zum Beispiel bei Hitzewallungen darauf zu verzichten.

MAJORAN – *Origanum majorana*

Als Gewürz getrocknet, frisch im Salat oder als Tee oder Tinktur angewendet, kann er gegen Pilzinfektionen und Blähungen helfen. Seine wärmende Wirkung zeichnet ihn ebenso aus wie seine menstruationsfördernden Inhaltsstoffe.

HOLUNDER – *Sambucus*

Holunder wirkt schweißtreibend und kann gegen Infekte oder Entzündungen eingenommen werden. Seine Blätter können als sanftes Abführmittel wirken. Weiterhin besitzt er fiebersenkende Eigenschaften und kann die Immunabwehr unterstützen. Ebenso sind sowohl Beere als auch Blüte fruchtbarkeitsfördernd.

KAMILLE – *Anthemis*

Als Tee oder als Blüte im Salat ist die Kamille ein Alleskönner in Sachen Beruhigung. Auch als Hauttinktur kann sie gegen Unreinheiten während einer Hormonumstellung, in den Wechseljahren oder bei einer Schwangerschaft helfen. Sie unterstützt die Menstruation, kann Krämpfe lösen und wirkt abschwellend.

PETERSILIE – *Petroselinum crispum*

Das allseits bekannte Gewächs wirkt, konzentriert verabreicht, stark menstruationsfördernd bis hin zu abortiv. Es kann die Nieren reizen und ist auch im Anfangsstadium von Schwangerschaften mit Vorsicht zu genießen. Jedoch ist ein normaler Verzehr des Krautes völlig unbedenklich.

PREISELBEERE – *Vaccinium vitis-idaea*

Diese uralte heimische Waldpflanze beugt Blasenentzündungen vor, ist harntreibend und desinfiziert die Harnwege.

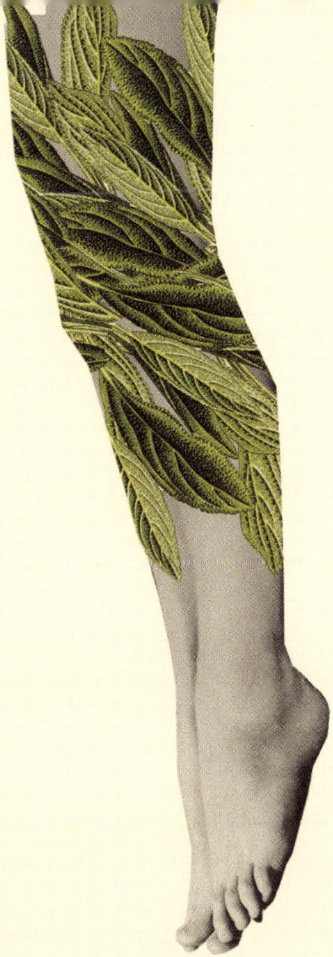

SALBEI – *Salvia*

Der Salbei ist als Tee, frisch oder als Gewürz ein angesehener Helfer gegen Schweißausbrüche. Besonders unkontrolliertes Schwitzen während der Wechseljahre oder in der Schwangerschaft kann man mit Salbei in den Griff bekommen.

GRANATAPFEL – *Punica granatum*

Die exotische Frucht besitzt Wirkstoffe, die östrogenartig wirken können. Bei Wechseljahresbeschwerden und zum Hormonausgleich verzehrt kann er seine volle Wirkung entfalten.

HOPFEN – *Humulus*

Der Hopfen ist als Tee oder auch im Bier als beruhigende Pflanze bekannt. Er kann Wechseljahrsbeschwerden lindern und Hitzewallungen sowie Schlafstörungen regulieren.

SOJA – *Glycine max*

Sojaprodukte, wie zum Beispiel Tofu, Sojamilch oder Sojabohnen, sorgen aufgrund der östrogenartigen Wirkung während der Wechseljahre für eine sanfte Hormonregulation. Soja kann einem Ungleichgewicht entgegenwirken und so harmonisierend auf den weiblichen Organismus wirken. Wichtig ist, dass nur Soja aus gentechnikfreier Herstellung verwendet wird.

elf

Seite 135–144

MUTTERFUTTER

ESSEN UND EIER LEGEN

MUTTERFUTTER

ESSEN UND EIER LEGEN

Das, was wir essen, hängt unmittelbar damit zusammen, was in unserem Körper passiert. Jede Butterbreze, die wir zu uns nehmen, wird für die Tausenden und Abertausenden kleinen und großen Machenschaften unseres Organismus verwendet. Schlicht ausgedrückt wird all das, was wir zu uns nehmen, letztlich ein Teil von uns. Da unser Körper ein zähes, äußerst schlaues Kerlchen ist, stellt er bei einem Nährstoffmangel zuerst eine Körperfunktion ein, die er nicht unmittelbar fürs Überleben braucht. So verhält er sich auch, wenn der weibliche Körper nicht alles zugeführt bekommt, was er benötigt. Eine Schwangerschaft ist anstrengend und schon der Weg dorthin ein kleiner Kraftakt für unseren Körper. Das ist der Grund, warum sich bei Stress, psychischer oder physischer Angeschlagenheit oder einer Mangelernährung ein regelmäßiger Zyklus schnell verabschiedet. Oft bleibt dann die Menstruation aus. Manchmal nur für einen Zyklus, in extremen Fällen über einen sehr viel längeren Zeitraum. Auch deshalb ist es wichtig, dem Körper all die Nährstoffe zu geben, die er nicht nur zum Überleben, sondern zum optimalen Erhalt all seiner Funktionen benötigt. Außerdem kann man PMS und andere menstruelle Beschwerden durch die Ernährung in den Griff bekommen.

Eigentlich ist die Ernährung dann richtig, wenn sie uns guttut. Auch das ist sehr individuell. Der Körper gibt uns Signale, was er gerade braucht, und diese sollten wir uns vielleicht öfter einmal anhören. Allerdings kann man es verlernen, auf die Körpersignale zu hören. Oder man steckt gerade in einer Phase, in der man so viel um die Ohren hat, dass es Eckpunkte braucht, an denen man sich orientieren kann. Regelmäßige Bewegung, Entspannungsphasen und proteinreiche Ernährung während der Periode können unkontrollierte Heißhungeranfälle und Regelschmerzen lindern sowie das Wohlgefühl und die Leistungsfähigkeit in der zweiten Zyklushälfte steigern. Dafür jetzt noch ein paar Tipps …

Ganz allgemein wird eine ausgewogene Vollwertkost empfohlen. Dabei sollten pflanzliche Lebensmittel den Hauptanteil der Nahrung darstellen, also Gemüse und Obst, Hülsenfrüchte und Getreideprodukte, genauso wie Nüsse und pflanzliche Fette. Je bunter und vielfältiger der Teller, desto sicherer ist, dass unser Uterus seine Arbeit gut machen kann.

Wichtig ist, dass wir uns einen Überblick verschaffen, wo unsere Ernährung in Bezug auf Nährstoffe, die für eine Befruchtung und das Austragen eines Kindes günstig sind, noch aufgebessert werden kann.

Eine Beispielliste für Lebensmittel mit vorteilhaften Eigenschaften & wichtigen Nährstoffen für den Zyklus ist auf den folgenden Seiten zu finden.

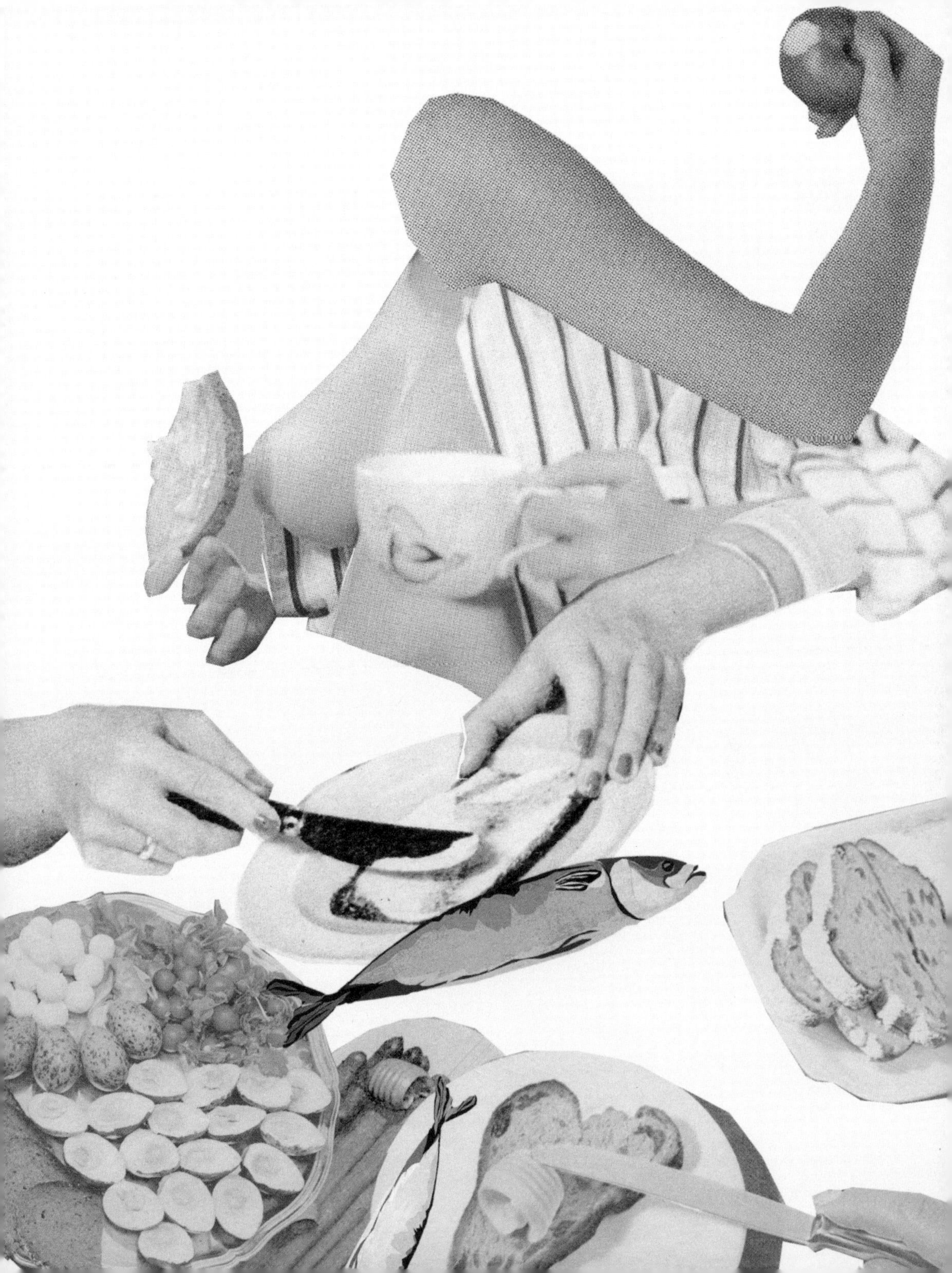

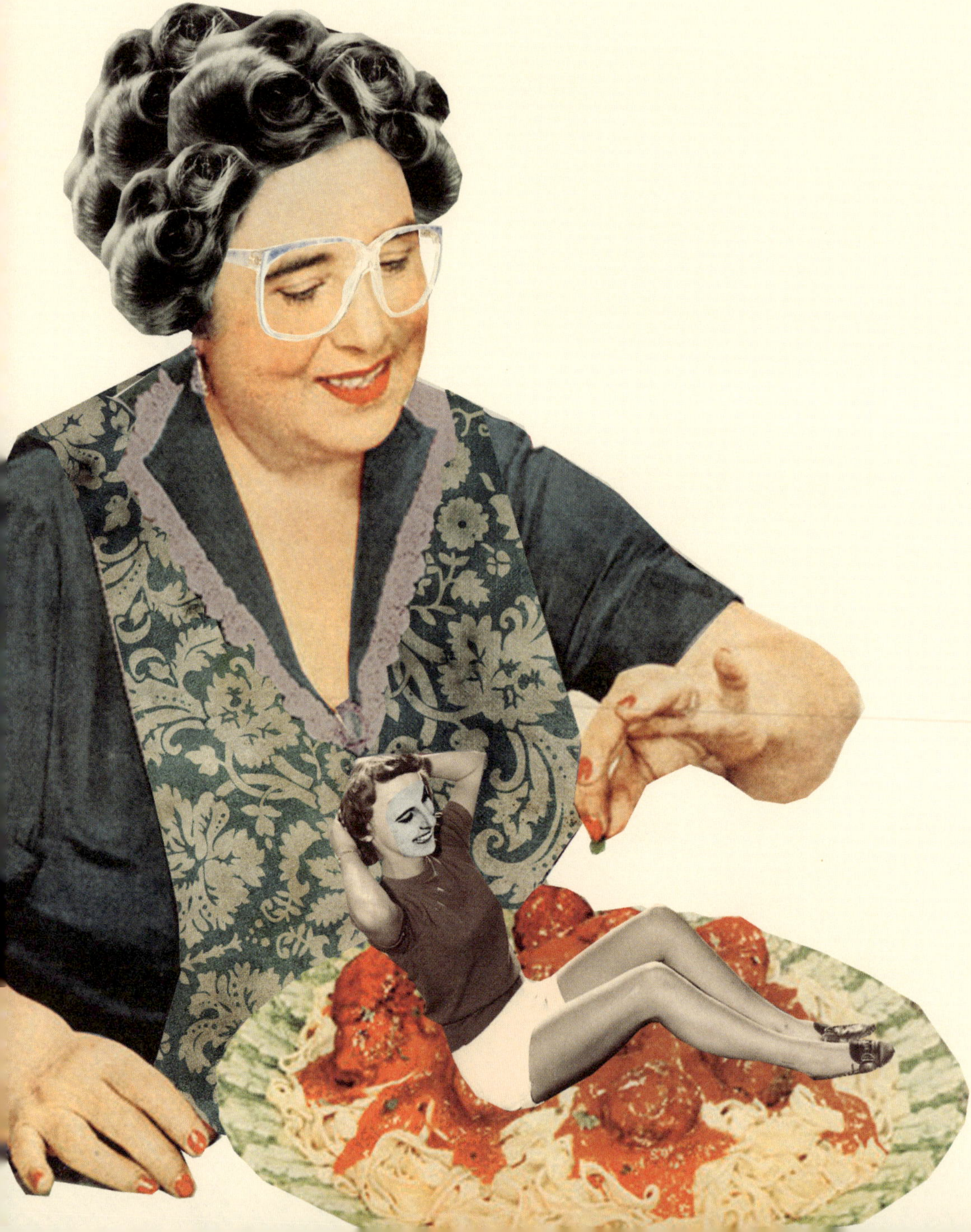

Bei all den Ratschlägen, Ernährungsvorgaben, Esstrends und Diätlügen fällt es schwer, den richtigen Teller für sich zu finden. Dabei hilft vielleicht eine kleine Faustregel: Gut für uns ist, von allem etwas abzubekommen, sodass es uns in Bezug auf die Nährstoffe an nichts fehlt – dabei kann man sich an den Farben des Regenbogens orientieren. Klingt nach Grundschule, ist aber ein guter Tipp, all jene Farben des Regenbogens auf den Teller zu packen, die als Nahrungsmittel verfügbar sind. Immer schön bunt und jeden Tag anders. Wir freuen uns, die Augen freuen sich und der Zyklus sowieso.

Um follikelstimulierendes Hormon sowie Östrogen und Progesteron produzieren zu können, braucht der Körper B-Vitamine wie Folsäure, Pantothensäure (B_5), Niacin (B_3) und Vitamin E. Folsäure ist auch deswegen wichtig, weil bei einem Mangel Fehlbildungen des Kindes auftreten können. Vitamin B_6 ist wichtig, um ein Gleichgewicht zwischen Östrogen und Progesteron herzustellen. Ebenso von Bedeutung sind Betacarotin und die Vitamine C und E sowie Selen und Zink. Weil die Schilddrüse für normale Hormonspiegel eine wichtige Rolle spielt, ist eine ausreichende Jodversorgung ebenfalls entscheidend.

ERNÄHRUNG WÄHREND DER BLUTUNG

Weil wir durch den Blutverlust manchmal matt und schwach werden können und unser Körper Eisen verliert, ist es ratsam, eisenhaltige Lebensmittel zu sich zu nehmen.

In den Wochen vor der Menstruation kann man prophylaktisch gegen Schmerzen und Krämpfe Speisen mit Omega-3-Fettsäuren einplanen. Auch Magnesium und Vitamin B_6 wirken entkrampfend und somit schmerzlindernd. Hilfreich ist auch, die Sache mit dem Alkohol einfach sein zu lassen.

WÄHREND DER ERSTEN ZYKLUSHÄLFTE

Eine eiweißreiche Kost unterstützt den Aufbau des Gewebes in der Gebärmutter. Dazu muss sie den Körper auch mit essenziellen Mikronährstoffen versorgen. Dazu eignen sich besonders gut vegetarische Eiweißquellen. Sie kann man umweltverträglich in rauen Mengen essen. Von Hülsenfrüchten, wie Bohnen und Linsen, über Nüsse, Soja- und Milchprodukte bis hin zu Eiern und Getreideerzeugnissen ist alles super, was satt und unsere Gebärmutter zufrieden macht.

Natürlich sind auch Fleisch und Fisch eine gute Eiweißquelle. Um Krampfschmerzen vorzubeugen, kann man in der ersten Zyklushälfte auf eine gesunde Versorgung mit Omega-3-Säure-haltigen Nahrungsmitteln achten. Allerdings sollte man es nicht übertreiben mit dem Eiweiß, weil zu viel gegessenes Eiweiß wieder aus dem Körper rausmuss und dadurch Leber und Nieren schädigt. Es ist auch recht schwer verdaulich – liegt also im Magen – und kann so zu Bauchschmerzen und Schlafstörungen führen. Am wichtigsten ist, dass wir uns mit dem, was wir essen, wohlfühlen.

WÄHREND DER ZWEITEN ZYKLUSHÄLFTE

Unsere fruchtbaren Tage kommen oft zusammen mit einem großen Hunger. Dabei ist es ganz normal, Gelüsten nachzugeben. Wer Heißhungeranfällen entgegenessen möchte, kann auf eine eiweißreiche Kost zählen. Der Makronährstoff Protein bleibt lange im Verdauungstrakt und lässt den Blutzuckerspiegel nicht unkontrolliert in die Höhe und in den Keller schnellen, sodass sich ein ruhiges Sättigungs- und Hungergefühl abwechseln können. Für die zyklischen Ereignisse im Körper ist es besonders wichtig, auf eine gute Versorgung mit Folsäure, Vitamin C, Selen und Zink zu achten. Besonders bei Frauen mit Kinderwunsch ist es notwendig, die Vorgänge in der Gebärmutter durch die Ernährung optimal zu unterstützen.

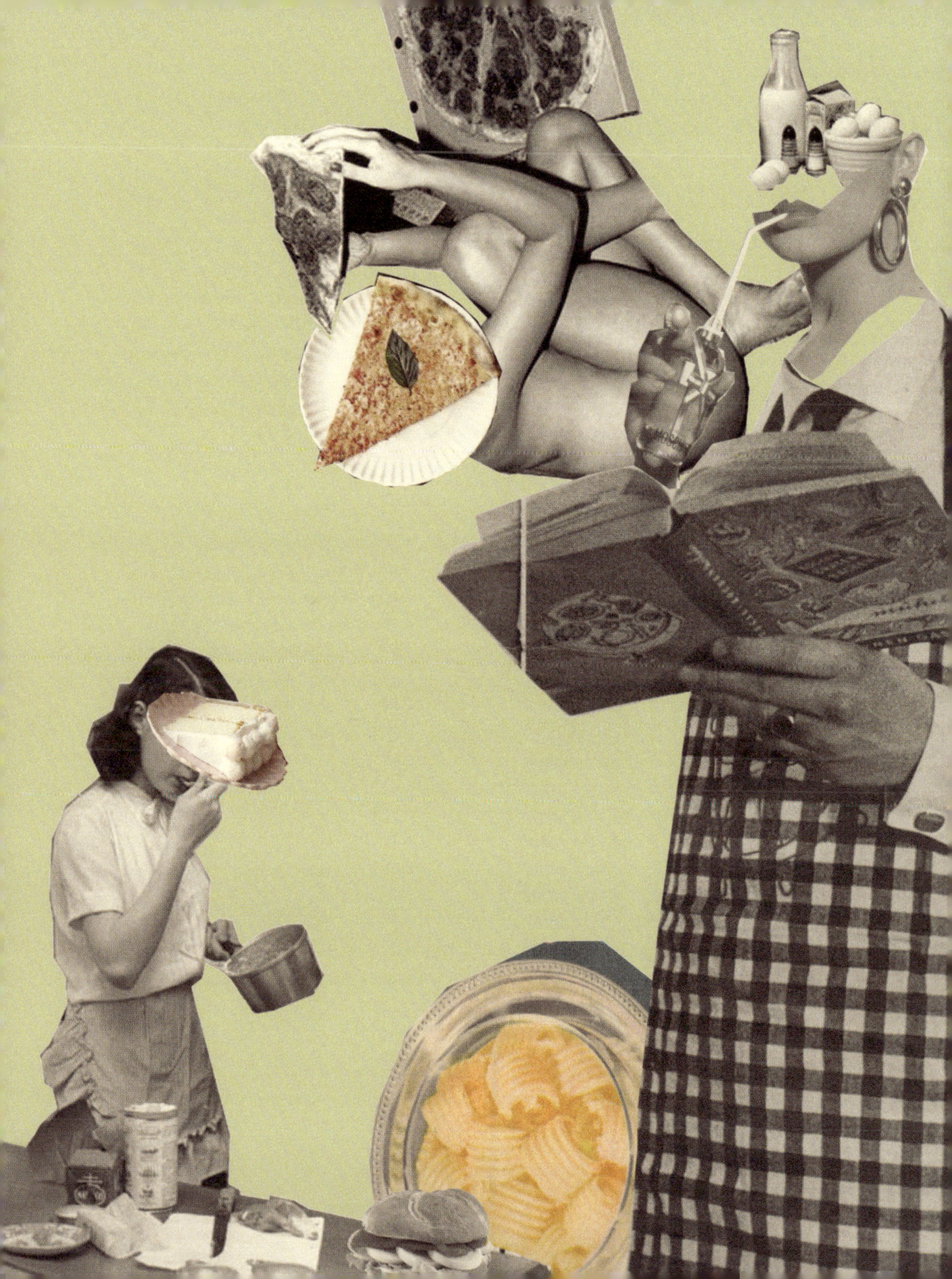

NÄHRSTOFFE UND LEBENSMITTEL

Eine Liste ausgewählter Lebensmittel, die einen glücklichen Uterus satt machen.

EISENHALTIG

Weizenkleie, Kürbiskerne, Leber, Sesam, Mungobohnen, weiße Bohnen, Erbsen, Leinsamen, Quinoa, Amarant, Pistazien, Eigelb, Pfifferlinge, Kardamom, Petersilie, Zimt, Brennnesseln, Hirse, Haferflocken, Rote Bete, Fenchel, getrocknete Aprikosen, Haselnüsse, Sonnenblumenkerne

EIWEISSREICH

Milchprodukte, Linsen, Bohnen, Kichererbsen, Fisch, Fleisch, Nüsse, Käse, Getreide wie Hirse und Pseudogetreide wie Amarant oder Quinoa

FOLSÄURE

Spinat, Eichblattsalat, Grünkohl, Endivie, Feldsalat, Brokkoli, grüne Bohnen, Lauch, grüne Erbsen, Kichererbsen, Kidneybohnen, Sojabohnen, Linsen, Mungobohnen, weiße Bohnen, rohe Sauerkirschen, Erdbeeren, Weintrauben, Himbeeren, Honigmelone, Mango, Brombeeren, Erdnüsse, Walnüsse, Quinoa, Amarant, Roggen, Weizen, Weizenkeime, Weizenkleie, Haferflocken, Camembert, Putenleber, Niere

MAGNESIUM

Bananen, Kürbiskerne, Leinsamen, Sonnenblumenkerne, Kohlrabi, Spinat, Kichererbsen, Sojabohnen, Naturreis, Hirse, Seezunge, Steinbutt, Mandeln, Erdnüsse, Kakaopulver, Haferflocken, Bohnen, getrocknete Feigen, getrocknete Aprikosen

SELEN

Kokosnuss, Sesam, Schweineniere, Steinpilze, Kohlrabi, Rinderniere, Paranüsse, Sonnenblumenkerne, Tintenfisch, Weizenvollkornmehl, Sojabohnen, Gurke, Leinsamen, Schweineleber, Sardine, Makrele, Rotbarsch, Lachs, Hering, Hühnerei, Bier (ungefiltert), Rosenkohl, Weißkohl, Mais, Süßwasserfische, Hülsenfrüchte, Haferflocken, Reis, Linsen, Kartoffeln, Vollmilch, Quark, Joghurt

OMEGA 3

Lachs, Makrele, Thunfisch, Hering, Sardine, Austern, Muscheln, Shrimps, Rapsöl, Leinöl, Erdnussöl, Chiasamen, Walnüsse, Sojaöl, Avocados, Bohnen, Pinienkerne, Pekannüsse, Distelöl, Sonnenblumenöl

JOD

Scholle, Kabeljau, Meeräsche, Thunfisch, Miesmuscheln, Austern, Garnelen, Hummer, Vollmilch, Jodsalz, Roggenbrot und andere jodsalzhaltige Backwaren, Vollkornbrot, Kelp-Algen, Nori-Algen, Wakame-Algen, Feldsalat, Brokkoli, Spinat, Hartkäse, Kartoffeln

B-VITAMINE

Brokkoli, Avocado, Feldsalat, Huhn, Sesamsamen, Grünkohl, Endiviensalat, Makrele, Kalbfleisch, Linsen, Sonnenblumenkerne, Bananen, Spinat, Rosenkohl, Weizenkeime, Blumenkohl, Rind, Schwein, Kalb, Kaninchen, Innereien, Lachs, Hering, Vollkorngetreide wie Buchweizen, Gerste, Vollreis, Erdnüsse, getrocknete Aprikosen

VITAMIN E

Sonnenblumenöl, Rapsöl, Sojabohnenöl, Erdnussöl, Maisöl, Haselnüsse, Walnüsse, Mandeln, Pinienkerne, Paranüsse, Weizenkeime, Süßkartoffeln, Eigelb, Avocados

BETACAROTIN

Haferflocken, Naturreis, Vollkornbrot, Roggen, Grapefruits, Kiwis, Aprikosen, Sauerkirschen, Nektarinen, Oliven, Mandarinen, Wassermelonen, Brombeeren, Pfirsiche, Wirsing, Grünkohl, Karotten, Feldsalat, Petersilie, Paprika, Spinat, Dill, Chicorée, Kürbis, Tomaten, Rosenkohl, Vollmilch, Käse, Joghurt, Hühnerei, Olivenöl, Sonnenblumenöl, Thunfisch, Steinfisch, Scholle, Rotbarsch, Makrele, Leber, Schweinefleisch, Sojabohnen, Linsen, Erbsen

Die Lebensmittel sind nach Vorkommen und Gängigkeit auswählt. Die grundsätzliche Vollständigkeit ist deshalb nicht gewährleistet.

zwölf

Seite 145–192

BETTER SAFE THAN SORRY

DIE ODYSSEE DER VERHÜTUNGSMETHODEN

BETTER SAFE THAN SORRY

DIE ODYSSEE DER VERHÜTUNGSMETHODEN

In der Jugend und auch später suchen viele Frauen nach einer zuverlässigen Verhütungsmethode. Dabei geht es nicht nur um den Schutz vor einer ungewollten Schwangerschaft, sondern auch, vor allem bei einem bewegten Sexualleben, um den Schutz vor sexuell übertragbaren Krankheiten. Es stellt sich außerdem die Frage, ob wir wirklich über viele Jahre hinweg unseren Körper mit Hormonen vollpumpen wollen, ohne zu wissen, was diese eigentlich mit uns machen. Je körperbewusster eine Frau ist, desto größer ist der Wunsch nach einer natürlichen Verhütungsmethode, die den Körper nicht hormonell beeinträchtigt. Im Folgenden ein Überblick über hormonelle und nicht hormonelle Methoden. Alles, was man so tun kann, um nicht schwanger zu werden – oder was man weglassen kann, um das genaue Gegenteil zu erreichen. Rauf auf die Matten, Freunde, denn wer den Zyklus kennt, weiß ums Risiko.

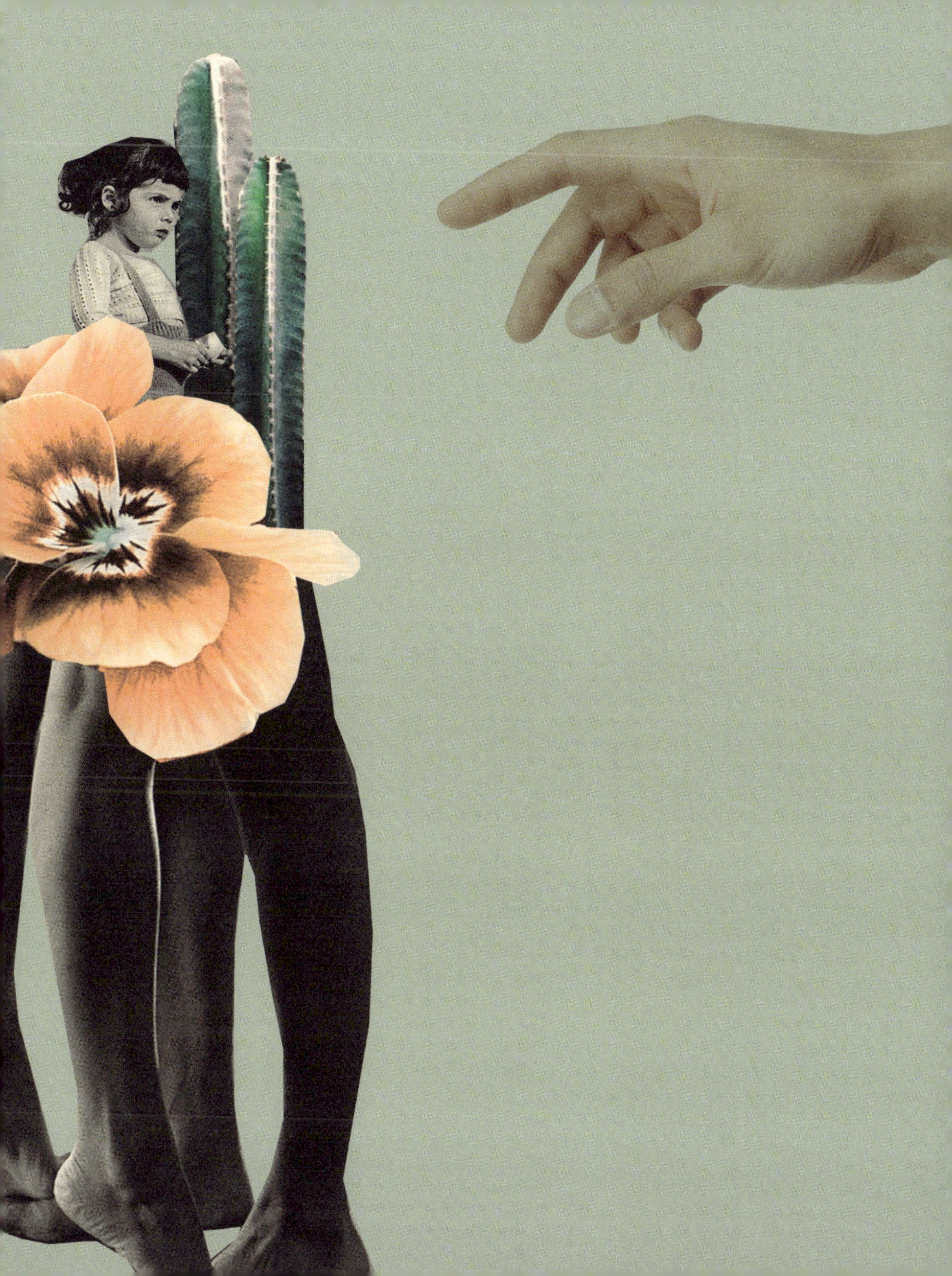

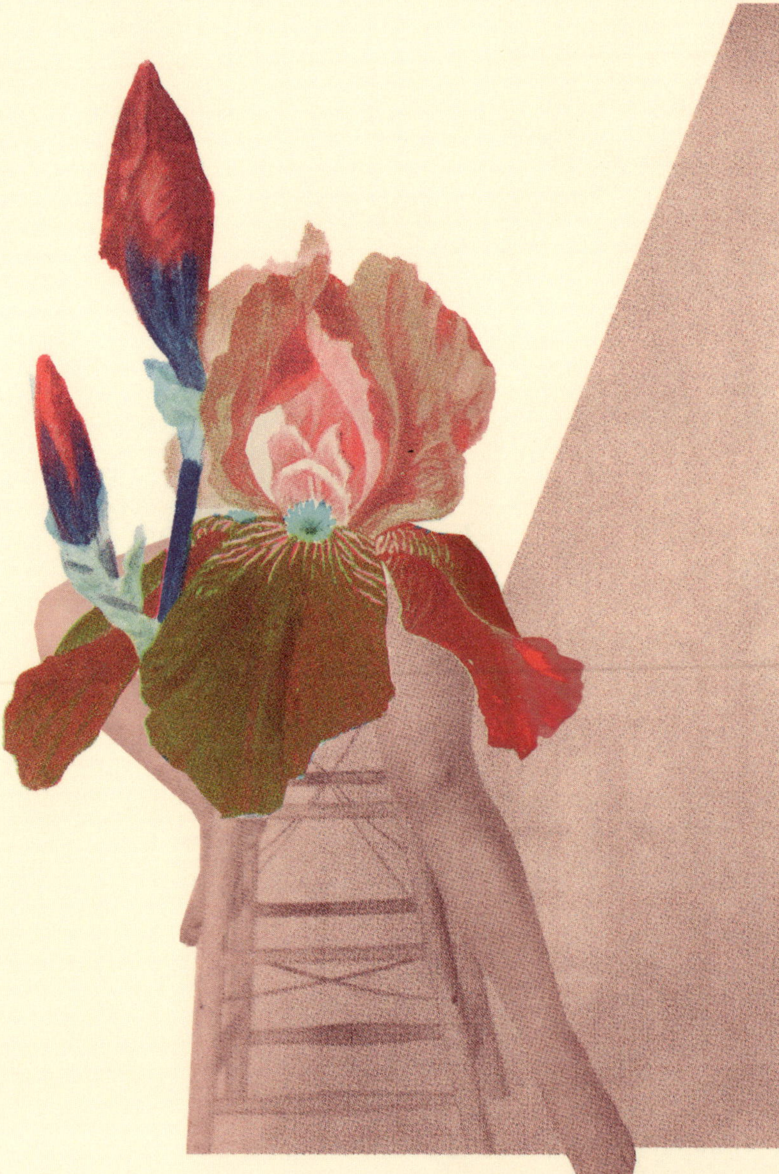

HORMONELLE VERHÜTUNG

Hormonpräparate haben den großen Vorteil, dass sie zuverlässig vor einer ungewollten Schwangerschaft schützen. Meistens muss man dafür kaum etwas wissen und wenig Aufwand betreiben. Es gibt Hormonpräparate in bunten Schachteln für junge Mädchen, in Form von Stäbchen, die unter die Haut gepflanzt werden, als Ring oder als futuristisch anmutender Buchstabe. Manchmal muss man eine Pille schlucken, und manchmal muss man überhaupt nichts tun, außer zum Arzt zu gehen. Die gängigsten Präparate sind schnell geschluckt, verändern aber den natürlichen Hormonhaushalt im Körper und sind meistens mit Nebenwirkungen verbunden. Diese Nebenwirkungen – sichtbar zum Beispiel an der Haut oder den Brüsten – können als positiv empfunden werden. Jedoch sollten diese Präparate nicht als Lifestyle-Medikament missbraucht, sondern durchaus auch mit kritischem Blick betrachtet werden.

PILLE / MINIPILLE /

HORMONSPIRALE / VERHÜTUNGSPFLASTER /

VERHÜTUNGSSTÄBCHEN /

DREIMONATSSPRITZE / VAGINALRING

PILLE – KOMBINATIONSPRÄPARATE

Die Pille ist eine Hormonbombe in Form kleiner, bunter Bömbchen. Sie enthält die Hormone Östrogen und/oder Gestagen (künstlich hergestelltes Progesteron), bietet durch ihre Wirkung als „Schwangerschaftsschwindler" eine hohe Sicherheit und ist dazu noch sehr einfach anzuwenden. Positive Nebenwirkungen sind, dass starke Blutungen und Regelschmerzen gemildert werden und sich Hautbild und Haare verbessern können. Ein häufiger Nachteil ist eine Gewichtszunahme. Die Pille muss jeden Tag zur gleichen Zeit eingenommen werden und kann viele negative Wirkungen haben. Eine Pille, ein Glas Wasser, und schon legt sich der Uterus auf die faule Haut.

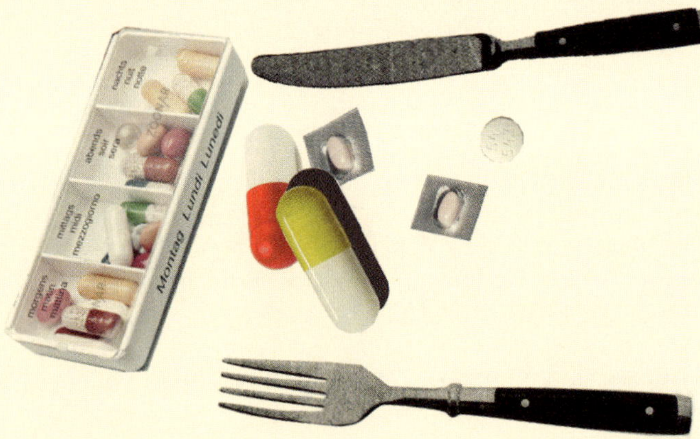

SO WIRKT SIE

Die Pille enthält Hormone mit dreifacher Wirkung: Sie verhindern den Eisprung durch Hemmung der Reifung der Eizellen im Eierstock – der komplette Zyklus der Frau besteht dann quasi aus unfruchtbaren Tagen. Auch verändern die Pillenhormone den Schleim im Gebärmutterhalskanal, sodass die Samen nicht in die Gebärmutter eindringen können. Außerdem bewirken die Hormone, dass die Gebärmutterschleimhaut nur ungenügend aufgebaut wird und es sich in diesem „Klima" kein befruchtetes Ei so wirklich gemütlich machen kann.

SO NIMMT MAN SIE EIN

EINPHASENPILLEN

Diese Pillen enthalten in jeder Tablette jeweils die gleiche Menge Östrogen und Gestagen. Man nimmt 21 oder 22 Tage lang täglich eine Pille ein, dann folgt eine sechs bis sieben Tage lange Unterbrechung. Es gibt auch Präparate mit 28 Pillen, von denen aber sechs oder sieben keine Hormone enthalten. Dann muss man nicht an die Unterbrechung denken. In der hormonfreien Zeit setzt eine Blutung ein, da dem Körper keine Hormone mehr zugeführt werden. Man nennt diese Blutung auch Abbruchblutung oder Hormon-Entzugsblutung.

ZWEI- UND DREIPHASENPILLEN

Bei diesen Pillen gibt es für die erste und zweite Zyklushälfte unterschiedlich dosierte Hormondragees in einer Packung. Mittels der unterschiedlichen Zusammensetzung aus Gestagen und Östrogen soll eine Anpassung an den natürlichen Zyklus erfolgen.

DAS SIND DIE VORTEILE …

Die Pille verspricht ziemlich große Sicherheit. Die monatliche Blutung ist in der Regel schwächer und kürzer als die natürliche. Oft bekommt man durch die Einnahme eine bessere Haut.

… UND DAS DIE NACHTEILE

Zunächst einmal muss man täglich an die Einnahme denken. Auch hat die Pille manchmal Nebenwirkungen wie Übelkeit oder gar Erbrechen, Gewichtszunahme, sexuelle Lustlosigkeit, Zwischenblutungen, Stimmungsschwankungen, Spannungsgefühl in den Brüsten. In selteneren Fällen ergeben sich auch schwerwiegende Risiken. So kann sich bei frühzeitiger und/oder langer Pilleneinnahme das Brustkrebsrisiko leicht erhöhen, ebenso wie das Risiko für Thrombosen oder Embolien. Auch Auswirkungen auf Herz und Kreislauf sind möglich. Ein erhöhtes Risiko besteht bei über 35-jährigen Frauen mit Übergewicht, die noch dazu rauchen.

SO SICHER IST SIE

Die Kombinationspillen verhüten ab dem ersten Tag der Einnahme nahezu hundertprozentig, wenn die Einnahme ab dem ersten Zyklustag erfolgt, also dem Tag, an dem die Blutung beginnt. Auch während der einwöchigen Einnahmepause, in der es zur Blutung kommt, schützt sie sicher. Falls eine Pille vergessen wurde, ist ein Schutz vor Schwangerschaft noch gewährleistet, solange die Einnahme innerhalb von 12 Stunden nachgeholt wird. Dies darf allerdings nicht mehrmals hintereinander passieren. In solchen Fällen sollte sieben Tage lang zusätzlich verhütet werden, bis der hormonelle Schutz wieder voll aufgebaut ist. Es kann zu Problemen bei der Sicherheit kommen, wenn die Frau bestimmte Medikamente einnimmt. Dies gilt für Abführmittel, Antibiotika, Schmerz- oder Beruhigungsmittel, entzündungshemmende Mittel usw. Magen-Darm-Probleme wie Durchfall und Erbrechen können den Empfängnisschutz ebenfalls gefährden.

DAS KOSTET SIE

Je nachdem, für welches Präparat man sich entscheidet, muss für eine Monatspackung zwischen 15 und 30 Euro investiert werden. Eine Drei- oder Sechsmonatspackung kommt hier meist preiswerter.

MINIPILLE

Die Minipille enthält im Vergleich zur Pille nur Gestagen, ein synthetisch hergestelltes weibliches Schwangerschaftshormon. Die Sicherheit der Minipille ist etwas geringer, die Nebenwirkungen sind dieselben. Nicht alles, was kleiner ist, ist gleichzeitig feiner.

SO WIRKT SIE

Die Minipille enthält als Wirkstoff entweder Gestagen in Form von „Levonorgestrel" oder „Desogestrel". Durch diese Hormone festigt sich der Schleim im Gebärmutterhals so, dass keine Samen in die Gebärmutter eindringen können. Außerdem verhindern diese Hormone, dass sich die Gebärmutterschleimhaut ausreichend aufbaut, was dazu führt, dass sich eine befruchtete Eizelle nur schwer einnisten könnte. Im Gegensatz zu Levonorgestrel unterbindet Desogestrel zusätzlich noch den Eisprung und sorgt damit für eine noch größere Sicherheit.

SO NIMMT MAN SIE EIN

Mit der Einnahme der Minipille beginnt man am ersten Tag der Menstruation. Man ist sofort vor Empfängnis geschützt. Die Minipille wird 28 Tage durchgängig eingenommen ohne anschließende Pillenpause bzw. Abbruchblutung.

DAS SIND DIE VORTEILE ...

Die Minipille ist vor allem für diejenigen Frauen gut, die Östrogene nicht vertragen. Ebenso bietet sich die Minipille in der Stillphase an, da Gestagene die Muttermilch nicht verändern.

... UND DAS DIE NACHTEILE

Manchmal treten Nebenwirkungen wie Kopfschmerzen, Akne, Brustspannen, Übelkeit und Stimmungsschwankungen auf, und es kann zu Zwischenblutungen und Zyklusstörungen kommen.

SO SICHER IST SIE

Die Minipille muss man sehr zuverlässig täglich möglichst zur gleichen Uhrzeit einnehmen, da sonst bei der Minipille mit dem Wirkstoff Levonorgestrel der Empfängnisschutz bereits bei einer um mehr als drei Stunden verspäteten Einnahme nicht mehr ausreichend gegeben ist. Beim Wirkstoff Desogestrel ist der Empfängnisschutz dagegen bei einer verspäteten Einnahme erst ab mehr als 12 Stunden in Gefahr.

DAS KOSTET SIE

Für die Minipille mit dem Wirkstoff Levonorgestrel muss für die Dreimonatspackung mit rund 30 Euro gerechnet werden. Und für das Präparat mit dem Wirkstoff Desogestrel zahlt man in der Dreimonatspackung zwischen 20 und 37 Euro.

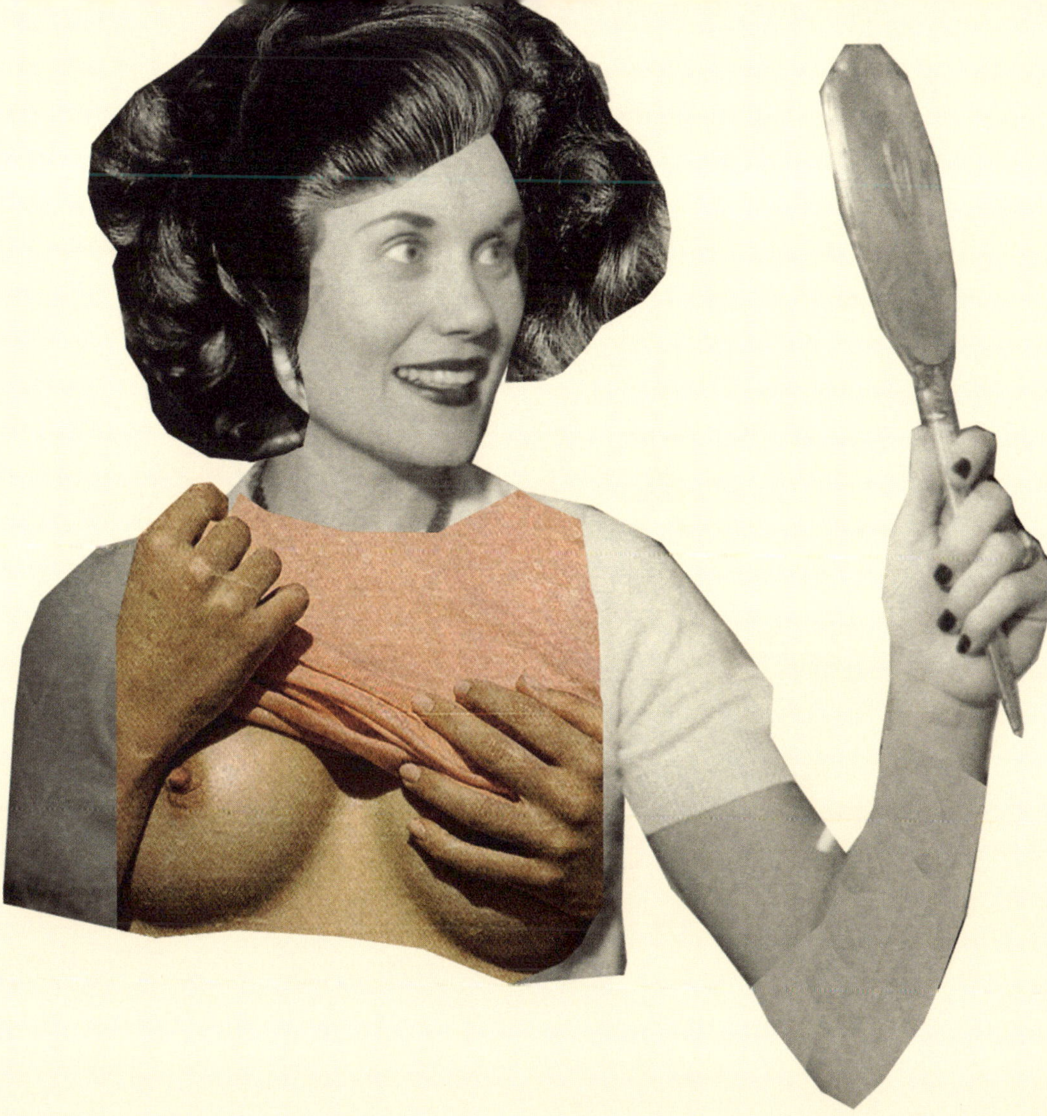

Schlucken wir jeden Tag die Pille, besteht unser gesamter Zyklus nur noch aus 28 bis 33 völlig unfruchtbaren Tagen.

HORMONSPIRALE

Die Hormonspirale wird in die Gebärmutter eingelegt und gibt von dort aus kontinuierlich Hormone ab. Sie bleibt hier etwa drei bis fünf Jahre, sieht aus wie ein Buchstabe von Apple, der gleichzeitig ein Raumschiff ist, und scheint nur Vorteile zu haben. Fünf Jahre Ruhe und kaum Nebenwirkungen. Im Folgenden die ganze Palette Wissen zur Designerspirale.

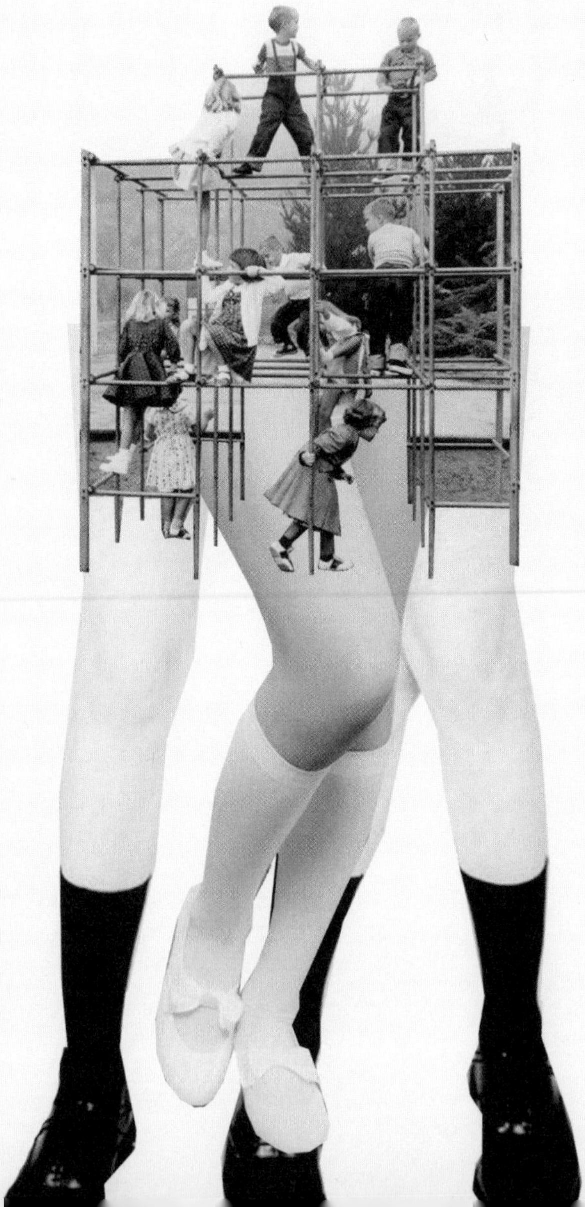

SO WIRKT SIE

Das Hormon, das freigesetzt wird, macht den Zervixschleim im Gebärmutterhals dicker. Dadurch kommen Spermien weniger gut durch. Falls Spermien trotzdem durchkommen, werden diese noch zusätzlich in ihrer Beweglichkeit gehemmt. Das Gestagen vermindert den Aufbau der Gebärmutterschleimhaut, wodurch die Möglichkeit, dass sich eine befruchtete Eizelle einnisten kann, verringert wird. Die Hormonspirale ist je nach Präparat zwischen drei und fünf Jahren wirksam. Es gibt die Spiralen mit verschiedenen Hormonkonzentrationen, sodass die niedrig dosierten auch schon bei jungen Frauen gesetzt werden können.

SO WIRD SIE ANGEWENDET

Die Hormonspirale besteht aus einem T-förmigen Kunststoffteil, an dessen Ende sich ein Hormondepot befindet. Ein dünner Kunststofffaden am unteren Ende der Spirale dient zur Entfernung. Die Spirale muss vom Frauenarzt bzw. von der Frauenärztin in die Gebärmutter eingesetzt werden. Nach dem Einsetzen gibt die Spirale sofort und kontinuierlich das Gestagen Levonorgestrel an die Gebärmutterschleimhaut ab. Vor dem Einsetzen der Spirale wird die Gebärmutter der Frau auf Form und Größe untersucht. Mit Hilfe eines dünnen, länglichen Röhrchens wird die Hormonspirale dann durch die Vagina in die Gebärmutter eingeführt. Dies macht man am besten am ersten oder zweiten Tag der Menstruation, da zu diesem Zeitpunkt der Gebärmutterhals am weitesten geöffnet ist. So ist es für die Frau am angenehmsten. Ob die Spirale noch am richtigen Fleck sitzt, kann der Frauenarzt per Ultraschall feststellen.

DAS SIND DIE VORTEILE …

Durch die Hormonspirale kann die monatliche Blutung kürzer, schwächer (aber auch stärker) und weniger schmerzhaft ausfallen. Bei etwa der Hälfte der Frauen bleibt die Blutung nach einigen Monaten sogar ganz aus, was viele Frauen als Vorteil sehen.

… UND DAS DIE NACHTEILE

Nebenwirkungen der Hormonspirale können Zwischenblutungen, unregelmäßige bzw. ausbleibende Blutungen, Unterleibsschmerzen, Brustspannen, Kopfschmerzen, Eierstockzysten, Akne, depressive Verstimmungen, Nervosität und sexuelle Unlust sein – allerdings weniger oft als bei der Pilleneinnahme. In seltenen Fällen kann die Spirale in der Gebärmutter verrutschen oder sogar ausgeschieden werden.

SO SICHER IST SIE

Eine Hormonspirale ist sehr sicher, zumal sie zweifach wirkt: als Barriere in der Gebärmutter und als hormonelles Verhütungsmittel.

DAS KOSTET SIE

Der Preis für die Hormonspirale liegt zwischen 250 und 400 Euro. Darin enthalten sind die Beratung, die erste Untersuchung und das Einsetzen der Spirale. Weitere Kosten entstehen durch die regelmäßigen Kontrollen, ob die Hormonspirale noch an der richtigen Stelle sitzt.

VERHÜTUNGSPFLASTER

Das Verhütungspflaster, auch Hormonpflaster genannt, wird wie ein normales Pflaster auf die Haut geklebt. Die Wirkung ist vergleichbar mit der der Einphasenpille. Sieht nicht schick aus, eher als wollte man mit dem Rauchen aufhören – eigentlich hört aber nur der Eisprung auf. Rauchen sollte man trotzdem nicht.

SO WIRKT ES

Der Eisprung und die Einnistung werden verhindert, indem das Verhütungspflaster an den Körper eine Kombination der Hormone Gestagen und Östrogen abgibt. Außerdem wird die Schleimhaut im Gebärmutterhals verdickt und dadurch das Eindringen von Samenzellen erschwert.

SO WIRD ES ANGEWENDET

Am ersten Tag der Menstruation wird das Pflaster auf eine saubere, trockene und gesunde Hautstelle am Körper geklebt, wie zum Beispiel auf den Po, den Bauch oder den Oberarm. Es wird fest angedrückt und bleibt dann für eine Woche am Körper. Nach sieben Tagen wird das Pflaster gewechselt und sollte dann an einer anderen Hautstelle aufgeklebt werden, allerdings auf demselben Körperteil. Also zum Beispiel abwechselnd auf der rechten und linken Seite des Bauchs. Ab dem 22. Tag, also in der vierten Woche, trägt man kein Pflaster mehr. In dieser Woche kommt es zu einer Blutung. Nach sieben Tagen wird dann am gewohnten Wochentag wieder ein neues Pflaster aufgeklebt. Wegen des Risikos einer Schwangerschaft darf die pflasterfreie Phase sieben Tage nicht überschreiten. Zusätzlich sollte dann die folgenden sieben Tage zusätzlich mit Kondom verhütet werden.

DAS SIND DIE VORTEILE …

Das Pflaster ist sehr einfach zu handhaben und bietet eine sehr hohe Sicherheit. Über die Haut gelangen die Hormone direkt ins Blut. Das ist für die Leber nicht so belastend wie Präparate, die über den Mund aufgenommen werden. Ein Vorteil ist, dass Erbrechen oder Durchfall keinen Einfluss auf die Wirksamkeit des Pflasters haben. Deshalb kann das Pflaster auch gut bei Essstörungen, vor allem Bulimie, und chronischen Darmentzündungen verwendet werden.

… UND DAS DIE NACHTEILE

Als häufige Nebenwirkungen gelten Brustbeschwerden, Kopfschmerzen, Hautreaktionen dort, wo das Pflaster haftet, und Übelkeit. Außerdem kann es wie bei allen hormonellen Verhütungsmitteln zu unregelmäßigen Blutungen kommen. Es besteht zusätzlich ein erhöhtes Thromboserisiko.

SO SICHER IST ES

Das Verhütungspflaster gilt als sehr sicher. Nur bei Frauen mit starkem Übergewicht kann es zu einer Beeinträchtigung der Wirksamkeit kommen. Auch im Schwimmbad, in der Sauna oder beim Sport hat das Pflaster laut Studien eine gute Haftfähigkeit bewiesen. Sollte das Pflaster jedoch einmal verrutschen bzw. sich lösen, muss innerhalb der nächsten 24 Stunden ein neues Pflaster aufgeklebt und damit ein neuer Anwendungszyklus gestartet werden. Medikamente wie Antibiotika, Mittel gegen Epilepsie und solche gegen Pilzinfektionen können die Wirkung des Pflasters beeinträchtigen.

DAS KOSTET ES

Für drei Monate Verhütungspflaster muss man in etwa 40 Euro investieren.

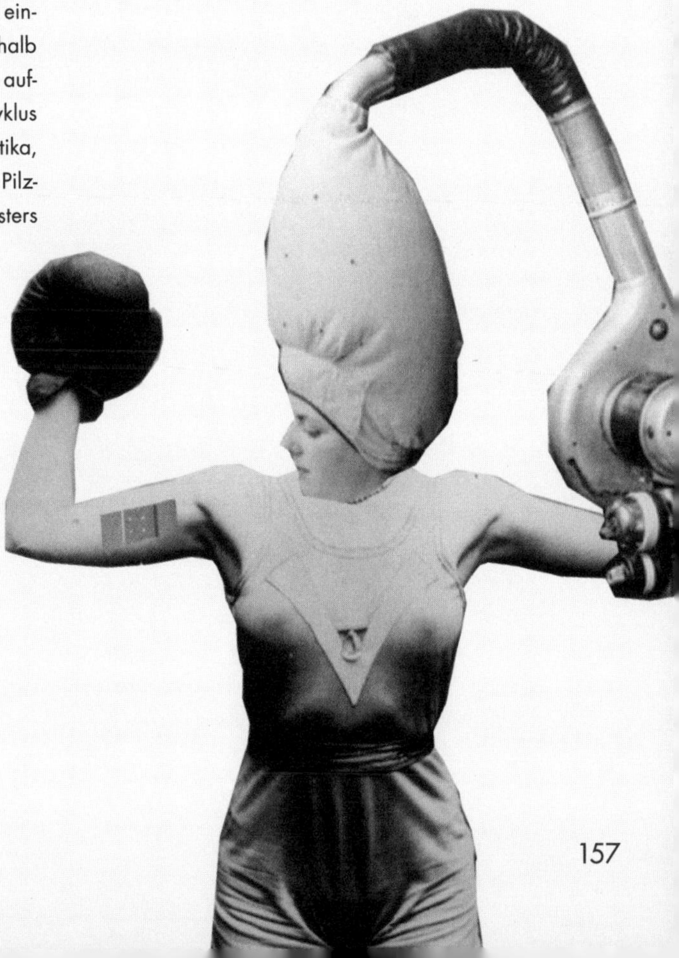

VERHÜTUNGSSTÄBCHEN / HORMONIMPLANTAT

Das Hormonimplantat schützt bis zu drei Jahre vor einem Baby in der Gebärmutter. „Drin" hat man aber trotzdem was – nicht im Uterus, dafür aber unter der Haut. Die hormonelle Wirkungsweise ähnelt sehr der Pille. Das kleine Stäbchen wird unter die Haut geschoben und wirkt sofort.

SO WIRKT ES – SO WIRD ES ANGEWENDET

Während der ersten fünf Tage des Monatszyklus wird das Hormonimplantat mit einem kleinen operativen Eingriff unter die Haut gesetzt. Ab diesem Zeitpunkt wirkt es sofort: Gestagen wird freigesetzt und hemmt den Eisprung. Zudem wird der Schleim in Gebärmutter und Gebärmutterhals verändert. Die monatliche Blutung setzt wie bei Einnahme der Pille ein. Das Implantat kann jederzeit wieder entfernt werden.

DAS SIND DIE VORTEILE …

Für Frauen, die Probleme damit haben, die Pille regelmäßig einzunehmen, ist das Verhütungsstäbchen eine sichere Alternative.

… UND DAS DIE NACHTEILE

Bei etwa zehn Prozent aller Frauen mit Hormonimplantat treten Nebenwirkungen wie Akne, Kopfschmerzen, Spannungsgefühl in der Brust, Depressionen und Gewichtszunahme auf. Bei vielen Frauen kommt es zu längeren und heftigeren Blutungen. Bei anderen bleibt die Blutung nahezu komplett aus. Das kann für Verwirrung sorgen. Ein weiterer Nachteil besteht darin, dass beim Absetzen des Präparats oder nach Ablauf der drei Jahre wieder ein operativer Eingriff vorgenommen werden muss. Obwohl das Hormonimplantat sozusagen schon im Körper ist, kann die Wirkung der Hormone durch Arzneimittel eingeschränkt werden, zum Beispiel durch Medikamente gegen Bluthochdruck sowie Diabetes und auch durch Johanniskraut.

SO SICHER IST ES

Da das Hormonimplantat zum einen den Eisprung verhindert und zum anderen durch die Schleimhautveränderung dafür sorgt, dass keine Samenzellen in die Gebärmutter eindringen können, ist eine sehr hohe Sicherheit gegeben.

DAS KOSTET ES

Einschließlich des Honorars für das Einsetzen des Verhütungsstäbchens entstehen Kosten von ca. 300 Euro. Die Entfernung des Implantats kostet etwa 40 Euro.

DREIMONATSSPRITZE

Die Dreimonatsspritze ist ein sehr sicheres Verhütungsmittel mit relativ starken Nebenwirkungen – ist halt nichts umsonst im Leben. Die Spritze kommt nur bei Frauen in Frage, die alle anderen Verhütungsmittel nicht vertragen oder mit ihnen nicht zurechtkommen. Außerdem ist es wichtig, einen völlig normalen Zyklus ohne Störungen zu haben. Die Dreimonatsspritze beinhaltet eine absolute Wahnsinnsladung Hormone, sodass sie für drei Zyklen ausreicht.

SO WIRKT SIE

Die Hormonspritze enthält ein Gestagen. Dieses verhindert den Eisprung und sorgt dafür, dass sich der Schleim im Gebärmutterhals so verdickt, dass keine Samenzellen eindringen können. Außerdem baut sich die Gebärmutterschleimhaut nur ungenügend auf, sodass sich ein befruchtetes Ei nicht einnisten könnte.

SO WIRD SIE ANGEWENDET

Während der ersten fünf Tage des Zyklus, also während der Menstruation, wird die Dreimonatsspritze in den Gesäß- oder Oberarmmuskel gespritzt. Alle drei Monate wird diese Hormoninjektion wiederholt.

DAS SIND DIE VORTEILE …

Die Dreimonatsspritze eignet sich besonders gut für Frauen, die nicht täglich an Verhütung denken wollen. Auch für Frauen, die aufgrund von Krankheit oder Einnahme von Medikamenten kein anderes Verhütungsmittel vertragen, kann die Spritze geeignet sein.

… UND DAS DIE NACHTEILE

Die Dreimonatsspritze ist ziemlich hoch dosiert. Dadurch kommt es sehr häufig zu Nebenwirkungen wie Flüssigkeitseinlagerungen im Gewebe, Zwischenblutungen, zum Ausbleiben der Regel, Kopfschmerzen, Nervosität, Bauchschmerzen, Schwindelgefühl, Akne, Übelkeit und starker Gewichtszunahme. Blöd ist auch, dass man es sich zwischendurch nicht anders überlegen kann, sondern warten muss, bis das Hormon verbraucht ist. Nach dem Ende der Wirkung kann es unter Umständen bis zu einem Jahr dauern, bis sich der Zyklus wieder normalisiert hat.

SO SICHER IST SIE

Die Dreimonatsspritze ist ein sehr sicheres Verhütungsmittel, da die Gestagene sowohl auf die Funktion der Eierstöcke als auch auf die Gebärmutterschleimhaut wirken.

DAS KOSTET SIE

Die Dreimonatsspritze kostet ca. 30 Euro. Für das Setzen der Spritze werden teilweise noch bis zu 15 Euro berechnet.

VAGINALRING

Der Vaginalring besteht aus Kunststoff und enthält Hormone. Er könnte ein Schmuckstück aus dem Kaugummiautomaten sein, wird stattdessen aber in die Vagina eingeführt, wodurch von dort Östrogen und Gestagen in den Blutkreislauf gelangen und einen Eisprung verhindern.

SO WIRKT ER

Ähnlich wie bei der Pille verhindern die Hormone im Vaginalring den Eisprung und verändern außerdem die Konsistenz der Schleimhaut im Gebärmutterhals, damit keine Spermien eindringen können. Über die Scheidenwände gelangen die Wirkstoffe vom Ring direkt in die Blutbahn.

SO WIRD ER ANGEWENDET

Den Vaginalring gibt es nur in Universalgröße. Einer für alle quasi, denn in der Größe passt er sich jeder Frau an. Man führt ihn zwischen dem ersten und fünften Tag der Periode selbst in die Vagina ein. In den nächsten sieben Tagen sollte allerdings noch zusätzlich mit einem Kondom verhütet werden. Der Vaginalring bleibt drei Wochen lang in der Vagina, danach entfernt die Frau ihn. Nach einer einwöchigen Pause, in der es normalerweise zur Blutung kommt, setzt die Frau einen neuen Ring ein. Auch in der ringfreien Woche besteht Schutz vor Schwangerschaft. Der Vaginalring sollte immer zur gleichen Zeit am gleichen Tag eingesetzt und auch wieder entfernt werden. Empfindet man ihn beim Sex als störend, kann er für maximal drei Stunden entfernt werden. Danach muss er aber sofort wieder eingesetzt werden und komplette 24 Stunden im Körper bleiben, um seine Wirkung nicht zu verlieren.

DAS SIND DIE VORTEILE …

Der Vaginalring lässt sich gut selbst einsetzen und wieder entfernen. Da der Ring nur einmal im Zyklus eingesetzt wird, muss nicht täglich an Verhütung gedacht werden. Ein Vorteil gegenüber der Pille ist, dass Magen-Darm-Beschwerden, Durchfall und Erbrechen keinen Einfluss auf die Wirkung des Rings haben.

… UND DAS DIE NACHTEILE

Zu den häufigsten Nebenwirkungen gehören Kopfschmerzen, Scheidenentzündungen und Ausfluss. Nicht angewandt werden darf der Vaginalring zudem bei Scheidensenkungen oder Fehlbildungen von Gebärmutter oder Gebärmutterhals. Akne, Stimmungsschwankungen, Bauchschmerzen, Übelkeit, Brustspannen sowie -schmerzen, schmerzhafte Perioden und Gewichtszunahme sind weitere Nebenwirkungen. Wie alle kombinierten hormonellen Verhütungsmittel erhöht auch der Vaginalring das Risiko für eine Thrombose.

SO SICHER IST ER – DAS KOSTET ER

Der Vaginalring bietet eine hohe Sicherheit, ähnlich der Pille. Für eine Dreimonatspackung muss man um die 50 Euro zahlen.

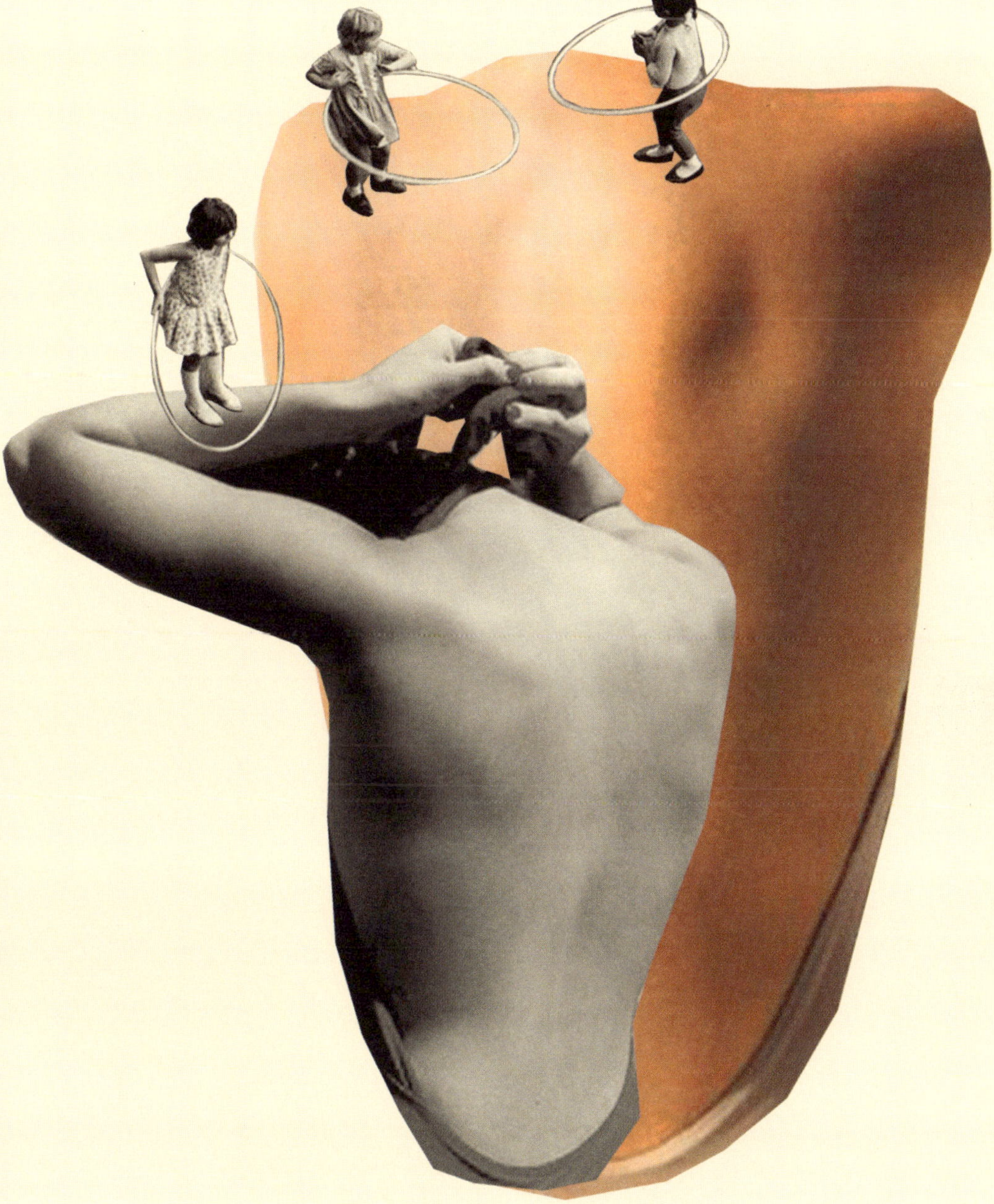

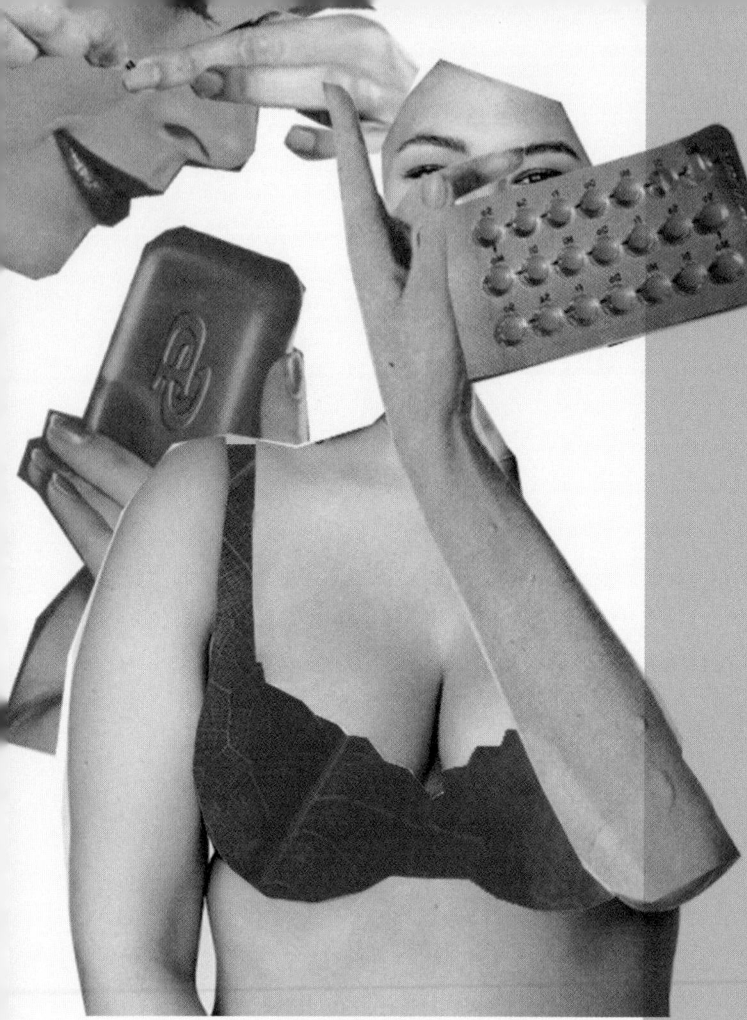

zwölf

SCHLUSS MIT HORMONEN – FREE THE MENSTRUAL CYCLE

Viele Frauen entscheiden sich dafür, das hormonelle Verhütungsmittel abzusetzen. Aus den unterschiedlichsten Gründen, aber häufig, weil Hormone oft zu stark auf Körper und Psyche wirken und unerwünschte Nebeneffekte irgendwann nervig werden. Vor allem Frauen, die über Jahre hinweg die Pille eingenommen haben, wollen das oft nicht mehr. Ihrem Körper zuliebe. Doch es ist wichtig zu wissen, worauf man sich möglicherweise nach dem Absetzen der Pille einstellen muss.

DER PASSENDE ZEITPUNKT

Grundsätzlich kann die Pille jederzeit abgesetzt werden. Es sollte jedoch die aktuelle Blisterpackung noch zu Ende genommen und dann nach der Abbruchblutung die Einnahme gestoppt werden.

WANN KOMMT DIE BLUTUNG?

Der Körper benötigt jetzt viel Zeit, um sich wieder umzustellen und normal zu funktionieren bzw. zu menstruieren. Die monatliche Blutung lässt oft erst einmal auf sich warten oder kommt sehr unregelmäßig. Bei einigen Frauen kann es über sechs Monate dauern, bis es wieder zu einer Blutung kommt. Das liegt daran, dass sich nicht genügend Gebärmutterschleimhaut aufbaut, die dann abbluten könnte.

WIE WIRD DIE HAUT?

Es ist allgemein bekannt, dass viele junge Frauen die Pille nehmen, um ein besseres Hautbild zu bekommen. Sie haben Angst davor, dass die Haut sich beim Absetzen der Hormone wieder verschlimmert. Das kann bei der hormonellen Umstellung durchaus passieren, wird sich aber in der Regel schnell wieder einpendeln. Der Körper arbeitet in dieser Zeit auf Hochtouren, um mit der Umstellung zurechtzukommen. Das sollte man im Hinterkopf behalten. Außerdem sollte man ein anderes Mittel gegen die Hautprobleme finden, da man früher oder später im Laufe des Lebens die Pille sowieso absetzen sollte, spätestens bei Kinderwunsch.

WIE GEHT ES DER LIBIDO?

Ein sehr positiver Aspekt beim Absetzen der Pille ist die gesteigerte Libido. Viele Frauen, die lange die Pille einnehmen, verspüren keine besonders große Lust mehr auf Sex. Ohne die Pille kann sich diese Lust wieder extrem steigern und entfalten.

BARRIEREMETHODEN / MECHANISCHE VERHÜTUNG

Die „Barrieremethode" beschreibt in zwei wichtig klingenden Wörtern eigentlich den Ursprung und gleichzeitig eine auf der Hand liegende Abwehrtechnik des Menschen. Zwei Dinge sollen nicht aufeinandertreffen – wir bauen was dazwischen. Die Geschichte zeigt uns, dass das in Form errichteter Mauern zumindest oberflächlich funktioniert, in Form von Grenzen, Fugenkleber oder eben einfach mit einem Schwert zwischen Frau und Mann im Schlafgemach. In Bezug auf Verhütung bezeichnen „Barrieremethoden" die Hilfsmittel, die verhindern, dass Samen- und Eizelle aufeinandertreffen. Ganz pragmatisch eben einfach was dazwischenbauen. Ein Kondom zum Beispiel, ein Frauenkondom oder ein Diaphragma. Gängige und bei korrekter Anwendung gut schützende Verhütungsmittel – im Folgenden übersichtlich erklärt.

KUPFERSPIRALE/KUPFERKETTE/

KONDOM/FRAUENKONDOM/

DIAPHRAGMA/PORTIOKAPPE/FEMCAP

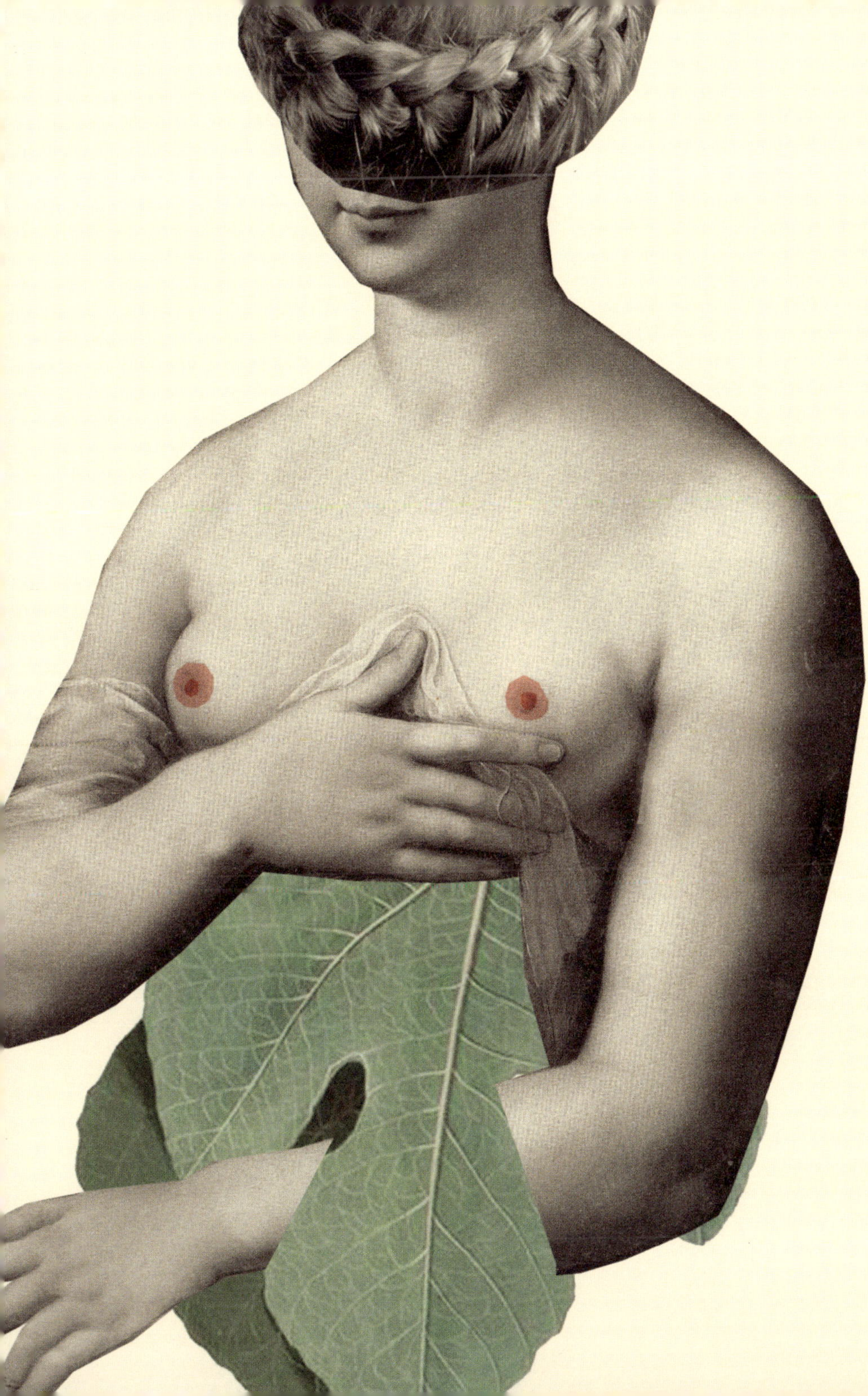

KUPFERSPIRALE

Die Kupferspirale ist ein sehr sicheres Verhütungsmittel – sie macht einfach den Laden dicht im Uterus. Dabei beeinträchtigt sie den monatlichen Zyklus nicht und muss, wenn sie richtig angepasst ist, nur alle fünf Jahre gewechselt werden. Die Spirale besteht aus einem Kunststoffstäbchen in T-Form, um dessen Schaft ein feiner Kupferdraht gewickelt ist. Das Kupfer hat eine wundersame Wirkung und außerdem ein Rückholdrähtchen. Keine Hormone, keine Nebenwirkungen auf den Hormonhaushalt – dafür ein Stückchen Metall im Unterleib.

SO WIRKT SIE

Man nimmt an, dass sich der Schleim in der Gebärmutter und am Muttermund durch das Kupfer verändert. Dadurch haben es die Spermien schwer, zur Eizelle zu gelangen, und eine befruchtete Eizelle kann sich nicht einnisten. Außerdem hemmt Kupfer die Spermien in ihrer Beweglichkeit und verkürzt ihre Lebensdauer.

SO WIRD SIE ANGEWENDET

Die Kupferspirale muss vom Frauenarzt durch den Muttermund in die Gebärmutter eingesetzt werden. Am besten eignen sich dafür die letzten Tage der Periode, auch um eine bestehende Schwangerschaft auszuschließen. Per Ultraschall wird sofort überprüft, ob die Spirale richtig sitzt. Zweimal pro Jahr wird das vom Frauenarzt kontrolliert. Die Frau selbst kann nach ihrer Periode prüfen, ob sich der Faden noch ertasten lässt.

DAS SIND DIE VORTEILE …

Sobald die Kupferspirale eingesetzt wurde, ist Verhütung kein Thema mehr. Die Kupferspirale hat keinen Einfluss auf den natürlichen Zyklus.

… UND DAS DIE NACHTEILE

Durch die Spirale kann die Periode stärker und schmerzhafter werden, oder es treten Zwischenblutungen auf. Aus diesen Gründen muss die Spirale oft entfernt werden. Manchmal wird die Spirale sogar mit der Blutung ausgestoßen. Deshalb ist es wichtig, ihren Sitz regelmäßig überprüfen zu lassen und ihn auch selbst zu ertasten. Während der ersten Monate mit Spirale kann es zu Entzündungen im Beckenraum kommen. Ebenfalls diskutiert werden Eierstockzysten, außerdem sind Eileiterschwangerschaften deutlich häufiger als bei Frauen ohne Spirale.

SO SICHER IST SIE

Die Kupferspirale verhütet sicher. Es kann aber bei Frauen, die noch kein Kind bekommen haben, zu einer Ausstoßung kommen.

DAS KOSTET SIE

Für die Spirale muss man zwischen 120 und 300 Euro inklusive Einsetzen investieren. Von der Krankenkasse wird nur die erste Lagekontrolle übernommen.

KUPFERKETTE

Die Kupferkette besteht aus mehreren Kupferröhrchen, die an einem Nylonfaden aufgedreht sind. Jedes der Röhrchen ist fünf Millimeter lang und zwei Millimeter breit. Klingt nach Geschmeide, wird aber tief in der Gebärmutter versteckt und erstrahlt dort als Stern der Schwangerschaftsverhütung.

SO WIRKT SIE

Von den Röhrchen werden Kupferionen abgesondert und die Spermien so unbeweglich, dass sie nicht mehr in der Lage sind, eine Eizelle zu befruchten. Außerdem ist die Kupferkette ein Fremdkörper, durch den das Einnisten der Eizelle in der Gebärmutterwand schwieriger wird.

SO WIRD SIE ANGEWENDET

Während der Periode wird die Kupferkette von einem Frauenarzt eingesetzt. Das geht in dieser Zeit leichter, weil der Muttermund weiter offen und weicher ist. Voraussetzung ist, dass keine Entzündung in den Geschlechtsorganen vorliegt. Außerdem wird die Gebärmutter vor dem Einsetzen per Ultraschall vermessen. Dann fixiert der Frauenarzt den Nylonfaden der Kupferkette mit einem festen Knoten in der Muskulatur der Gebärmutter. Das Fadenende ragt dann ein kurzes Stück aus dem Muttermund heraus. Schmerzmittel machen das Einsetzen der Kupferkette angenehmer.

DAS SIND DIE VORTEILE ...

Mit der Kupferkette muss die Frau nicht mehr an Verhütung denken. Dadurch, dass die Kupferkette hormonfrei ist, wird der natürliche Zyklus nicht beeinflusst. Kupfer ist nicht gesundheitsschädlich. Vorteile sind vor allem ihre geringe Größe und die Flexibilität. Dadurch passt sich die Kupferkette an die Bewegungen der Gebärmutter an.

... UND DAS DIE NACHTEILE

Es besteht durch den Fremdkörper ein Risiko, an einer Infektion zu erkranken, denn das Fadenende der Kupferkette ragt bis in die Vagina, wodurch möglicherweise Keime übertragen werden können. Dieses Risiko erhöht sich bei wechselnden Sexualpartnern. Es kann zu starken Regelblutungen und Schmerzen kommen. Die Kupferkette kann zudem ausgestoßen werden. Da die Kupferkette eher selten verwendet wird, gibt es auch nur wenige Studien zur Verträglichkeit.

SO SICHER IST SIE

Die Kupferkette ist in etwa genauso sicher wie die Kupferspirale. Nur sehr wenige Ärzte sind darin ausgebildet, die Kupferkette einzusetzen.

DAS KOSTET SIE

Einlegen und Ultraschallkontrolle der Kupferkette kosten zwischen 200 und 350 Euro.

KONDOM

Das Kondom ist – überall, außer bei der katholischen Kirche – der absolute Dauerbrenner unter den Verhütungsmitteln. Es besteht aus einer sehr dünnen, reißfesten Haut aus Latex oder latexfreiem Material, die sich der liebestrunkene Mann über den Penis ziehen muss. Selbstverständlich kann die liebestrunkene Frau das auch übernehmen. Es ist das einzige Verhütungsmittel, das nicht nur vor einer Schwangerschaft, sondern auch vor den meisten sexuell übertragbaren Krankheiten schützt. Außerdem kann es genau aus dem Grund auch mit allen anderen Verhütungsmitteln kombiniert werden, bei denen keine spermiziden Gele oder Ähnliches in der Scheide angewendet werden. Die machen das Kondom nämlich porös und durchlässig für Krankheitserreger – und natürlich auch für Spermien.

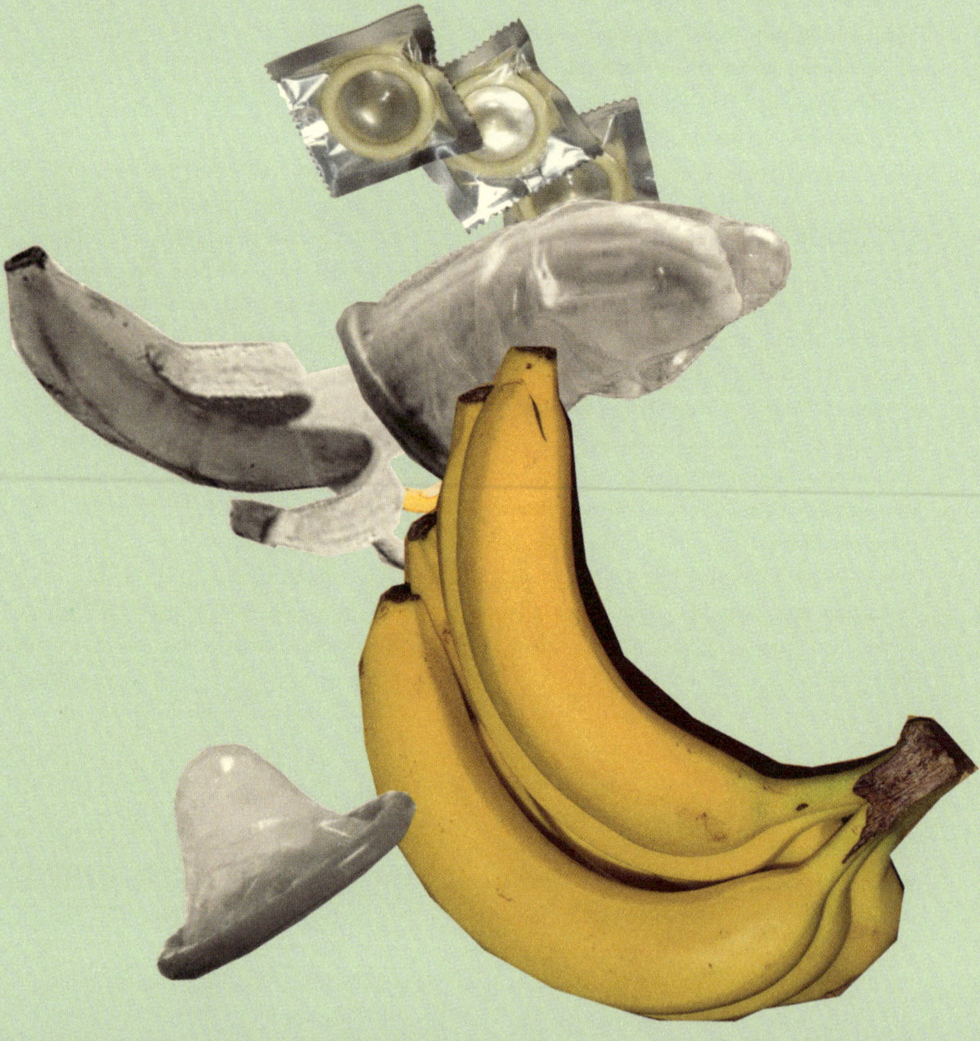

SO WIRKT ES

Das Kondom hat an dem geschlossenen Ende ein Reservoir, in dem die Samenflüssigkeit aufgefangen wird. Daher muss man das Kondom so über den steifen Penis ziehen, dass diese Spitze des Kondoms die Samenflüssigkeit auffangen kann, sodass sie nicht in die Vagina gelangt. Ein Kondom verhindert den direkten Kontakt zwischen Penis und Scheidenschleimhaut und schützt so auch vor sexuell übertragbaren Infektionen.

SO WIRD ES ANGEWENDET

Das Anlegen eines Kondoms sollte man mal etwas üben, dann ist es aber einfach. Ganz wichtig: Das Kondom muss vor dem ersten Kontakt mit der Vagina über den Penis abgerollt werden, da auch schon vor dem eigentlichen Erguss Spermien und auch mögliche Krankheitserreger austreten können.

- Kondompackung vorsichtig öffnen und Kondom erst benutzen, wenn der Penis steif ist.

- Das Kondom wird auf den erigierten Penis gesetzt, dessen Vorhaut meistens schon hinter die Eichel gerutscht ist, andernfalls muss sie vorsichtig zurückgezogen werden. Der Rollrand des Kondoms muss sich außen befinden, damit es ohne Beschädigung abgerollt werden kann. Wenn es versehentlich falsch herum aufgesetzt wurde, sollte es, um eine hundertprozentige Sicherheit vor Krankheiten zu bieten, weggeschmissen und ein neues benutzt werden.

- Wenn das Kondom vollständig über den Penis abgerollt wird, muss man das Hütchen an der Penisspitze, in dem sich das Reservoir zum Auffangen des Spermas befindet, vorsichtig mit zwei Fingern festhalten, damit es nicht über der Eichel platt gezogen wird – irgendwo muss das Sperma schließlich hin. Unbedingt darauf achten, dass sich das Kondom leicht abrollen lässt. Tut es das nicht, wird wahrscheinlich die falsche Größe verwendet. Bei der Verwendung von Gleitmittel darauf achten, dass es kein Öl oder Fett enthält, da diese das Kondom ebenso wie Spermizidgels porös machen. Auf den meisten Packungen steht drauf, ob man den Inhalt überhaupt mit Kondomen verwenden kann. Das Gleiche gilt auch für andere Barrieremethoden, bei denen Spermizide zum Einsatz kommen. Übrigens sind Intimpiercings bei Mann und Frau für Kondome genauso gefährlich wie lange Fingernägel, spitze Ringe an den Fingern usw. Sobald sich irgendwas im Kondom festgehakt hat, sollte man es gleich wieder runternehmen und noch einmal mit einem anderen von vorne beginnen.

- Nach dem Samenerguss sollte der Penis noch in steifem Zustand aus der Vagina gezogen werden. Das Kondom dabei am Schaft des Penis festhalten, damit es nicht abrutscht.

DAS SIND DIE VORTEILE …

Kondome sind die einzigen Verhütungsmittel, die nicht nur vor einer Schwangerschaft, sondern auch vor sexuell übertragbaren Krankheiten schützen. Ein weiterer Vorteil ist, dass Kondome nicht verschreibungspflichtig sind und mit etwas Übung einfach angewendet werden können. Es gibt keine Nebenwirkungen, bzw. der Körper wird nicht vom Kondom beeinflusst. Ein weiterer Vorteil ist, dass dieses Verhütungsmittel nur angewandt werden muss, wenn es zum Geschlechtsverkehr kommt. Bisher ist es auch neben der Sterilisation das einzige Verhütungsmittel für den Mann, das heißt, Männer können dadurch aktiv eine ungewollte Vaterschaft vermeiden.

… UND DAS DIE NACHTEILE

Viele Männer und Frauen mögen die Verhütung mit Kondomen nicht so gern, vor allem wegen des Latexgeruchs oder der Unterbrechung des sexuellen Aktes. Nicht wenige Männer glauben, durch das Kondom weniger zu spüren, und manchen Frauen oder Männern fällt es leider schwer, vor allem bei neuen Bekanntschaften, auf die Verwendung eines Kondoms zu bestehen.

SO SICHER IST ES

Die Sicherheit des Kondoms hängt davon ab, ob es richtig angewandt wird. Falls es abrutscht oder reißt, sollte die Frau möglichst schnell abklären, ob es zu einer Schwangerschaft kommen kann und sie die „Pille danach" nehmen will.

UNBEDINGT BEACHTEN

- Nur geprüfte Marken mit Qualitätssiegel kaufen. Auf der Packung sollten ein Haltbarkeitsdatum sowie ein Herstellername zu sehen sein.
- Ist das Haltbarkeitsdatum überschritten, sind Kondome nicht mehr sicher – Kondome sind maximal vier bis fünf Jahre haltbar.
- In anderen Ländern sind oft keine geprüften Markenkondome erhältlich, deshalb auf Reisen vorsorgen.
- Kondome sind wärmeempfindlich, deshalb sollten sie nicht in der Sonne liegen etc.
- Aufpassen, dass nichts die Kondome beschädigen kann (wie etwa Kosmetiktaschen mit spitzen Gegenständen drin, lässige Aufbewahrung in der Hosentasche u. Ä.).
- Kondome immer nur einmal benutzen und dann im Hausmüll entsorgen.
- Es gibt sehr viele verschiedene Kondomsorten, passend für jede Penisform. Am besten ausprobieren, was gut passt. Da hilft auch der „Kondometer" der Bundeszentrale für gesundheitliche Aufklärung (BZgA), den man sich auf deren Internetseite herunterladen kann.
- Für Menschen mit Latexallergie gibt es Kondome aus Polyurethan, die man am besten in der Apotheke kauft, da sie nicht an jeder Tankstelle zu finden sind.

DAS KOSTET ES

Ein einzelnes Kondom kostet zwischen 20 Cent und 1,20 Euro – je nachdem, wie groß die Packung ist. Für latexfreie Kondome zahlt man mindestens ein Euro pro Stück.

FRAUENKONDOM

Das Frauenkondom trägt auch den Handelsnamen „Femidom" und ist das kleine Aschenputtel unter den Barrieremethoden. Es ist zwar genauso sicher wie das Kondom für Männer, schützt vor HIV und anderen sexuell übertragbaren Krankheiten, tut aber seinen Dienst eher im Verborgenen – es ist nur sehr spärlich bekannt und kaum verbreitet. Ohne oberflächlich sein zu wollen, ist es eben eher die unsexy Variante des Kondoms, aber auf keinen Fall weniger sinnvoll.

SO WIRKT ES

Das Kondom für die Frau verhindert, dass Spermien in die Gebärmutter gelangen. Es besteht aus einer sehr dünnen Kunststoffhülle mit einem geöffneten Ende und einem geschlossenen. An den Enden befinden sich flexible Kunststoffringe. Der Ring am geschlossenen Ende wird tief in der Vagina platziert, sodass der Muttermund bedeckt ist. Der andere Ring liegt außerhalb der Schamlippen, damit dieser nicht hineinrutschen kann.

SO WIRD ES ANGEWENDET

Das Femidom sollte vor dem Einsetzen innen und außen mit Gleitgel bestrichen werden. Das Frauenkondom wird nach dem Sex vorsichtig aus der Vagina gezogen und der vordere Ring gedreht, sodass das Sperma nicht auslaufen kann.

DAS SIND DIE VORTEILE …

Mit dem Frauenkondom kann sich die Frau aktiv vor Infektionen schützen sowie vor Ansteckung mit sexuell übertragbaren Krankheiten, einschließlich HIV/Aids. Das ist vor allem dann gut, wenn der Mann sich weigert, ein Kondom zu benutzen.

… UND DAS DIE NACHTEILE

Das Kondom für die Frau ist relativ schwierig einzusetzen und kann nur einmal benutzt werden. Es ist vergleichsweise teuer und muss im Internet oder in Apotheken bestellt werden.

SO SICHER IST ES – DAS KOSTET ES

Wird das Femidom richtig angewandt, ist es genauso sicher wie das Kondom für den Mann. Es schützt vor ungewollter Schwangerschaft und vor sexuell übertragbaren Krankheiten. Das Femidom gibt es in verschiedenen Größen. Für eine Dreierpackung muss man durchschnittlich mit 12 Euro rechnen.

DIAPHRAGMA

Das Diaphragma ist ein zuverlässiges Verhütungsmittel, wenn es richtig angewendet wird. Die Sicherheit hängt von der passenden Größe und von der Übung beim Einsetzen ab. Es ist die mauerartigste Barrieremethode, der, aufgrund ihres Karrierezenits vor Erfindung der Pille in den 1970ern, ein bisschen Nostalgie anhaftet. In den USA ist es sehr weit verbreitet.

SO WIRKT ES

Das eingesetzte Diaphragma verhindert, dass Ei- und Samenzelle aufeinandertreffen. Es versperrt barriereartig den Spermien den Zugang zur Gebärmutter – und dient vor allem auch als Träger für ein spermizides Gel. Die Zervix wird mit einem Gelfilm bedeckt, der das Eindringen der Spermien in den Zervixschleim verhindert.

SO WIRD ES ANGEWENDET

Bevor das Diaphragma eingesetzt wird, muss die Größe beim Frauenarzt oder in einer Beratungsstelle für Familienplanung genau an die Vagina angepasst werden. Das Diaphragma sollte möglichst groß sein, aber die Frau sollte es nach dem Einsetzen nicht spüren. Da sich die Vagina beim Sex etwas weitet, ist die richtige Größe des Diaphragmas extrem wichtig. Das Diaphragma muss den Muttermund komplett bedecken und fest sitzen. Dies muss die Frau nach dem Einsetzen durch Ertasten überprüfen. Das Gel wird vor dem Einsetzen auf beide Seiten des Diaphragmas aufgetragen. Zum Einführen sollte die Frau am besten in Rückenlage die Beine anziehen oder sich hinhocken. Es geht auch im Stand, ist dann aber noch schwieriger. Der Ring wird nun so zusammengedrückt, dass er länglich wird, und so in die Scheide eingeführt, dass er hinten unter die Zervix geschoben wird. Anschließend wird der vordere Anteil hochgeklappt, bis er an der Scheidenwand anliegt. Bei richtiger Lage ist die Zervix vom äußeren Diaphragmaring umgeben und durch das Diaphragma zu tasten. Da das Gel nach einer gewissen Zeit seine Wirkung verliert, muss das Diaphragma zehn Minuten bis zwei Stunden vor dem Sex eingesetzt werden. Danach muss es noch mindestens sechs Stunden im Körper bleiben, da die Spermien so lange überleben können. Will man ein zweites Mal Sex haben, muss nochmals Gel eingeführt werden. Nach 24 Stunden muss das Diaphragma unbedingt wieder entfernt werden. Es wird dann mit warmem Wasser und Seife gereinigt, darf aber nicht desinfiziert werden.

DAS SIND DIE VORTEILE …

Ein Vorteil ist, dass das Diaphragma nur eingesetzt werden muss, wenn es wirklich zum Sex kommt. Es greift also nicht in den Hormonhaushalt ein. Die Anwendung sehen viele Frauen außerdem als gute Selbsterfahrung, um den eigenen Körper besser kennenzulernen.

… UND DAS DIE NACHTEILE

Um das Diaphragma richtig anzuwenden, benötigt man Übung. Erst wenn man das Einsetzen richtig beherrscht, gilt es als sicheres Verhütungsmittel. Die Größe des Diaphragmas muss alle ein bis zwei Jahre und bei jungen Frauen noch öfter überprüft werden, da sich der Körper verändert. Für Frauen, die oft Blasenentzündungen haben, ist es nicht geeignet. Des Weiteren gibt es einige Frauen, die eine sehr flache Nische hinter dem Schambein haben, weswegen das Diaphragma keinen festen Halt findet. Außerdem bietet das Diaphragma keinen Schutz vor sexuell übertragbaren Krankheiten.

SO SICHER IST ES

Wie sicher das Diaphragma vor einer ungewollten Schwangerschaft schützt, hängt natürlich auch von der richtigen Anwendung ab. Daher macht es Sinn, das Einsetzen beim Frauenarzt oder bei einer Beratungsstelle und auch immer wieder mal so zu Hause zu üben. Weil sich die Scheidenmuskeln beim Orgasmus zusammenziehen, ist eine 100-prozentige Abdichtung praktisch nicht möglich – daher auch das Spermizidgel. Deswegen raten manche Ärzte, gleichzeitig noch mit einem Kondom zu verhüten, um auf Nummer sicher zu gehen.

DAS KOSTET ES

Das Diaphragma allein beläuft sich in etwa auf 50 Euro. Dazu muss man nochmal ca. neun Euro pro Tube Gel rechnen – manchmal auch noch mit Kosten für die Anpassung und Kontrolluntersuchungen. Pflegt man das Diaphragma, kann es bis zu zwei Jahre halten.

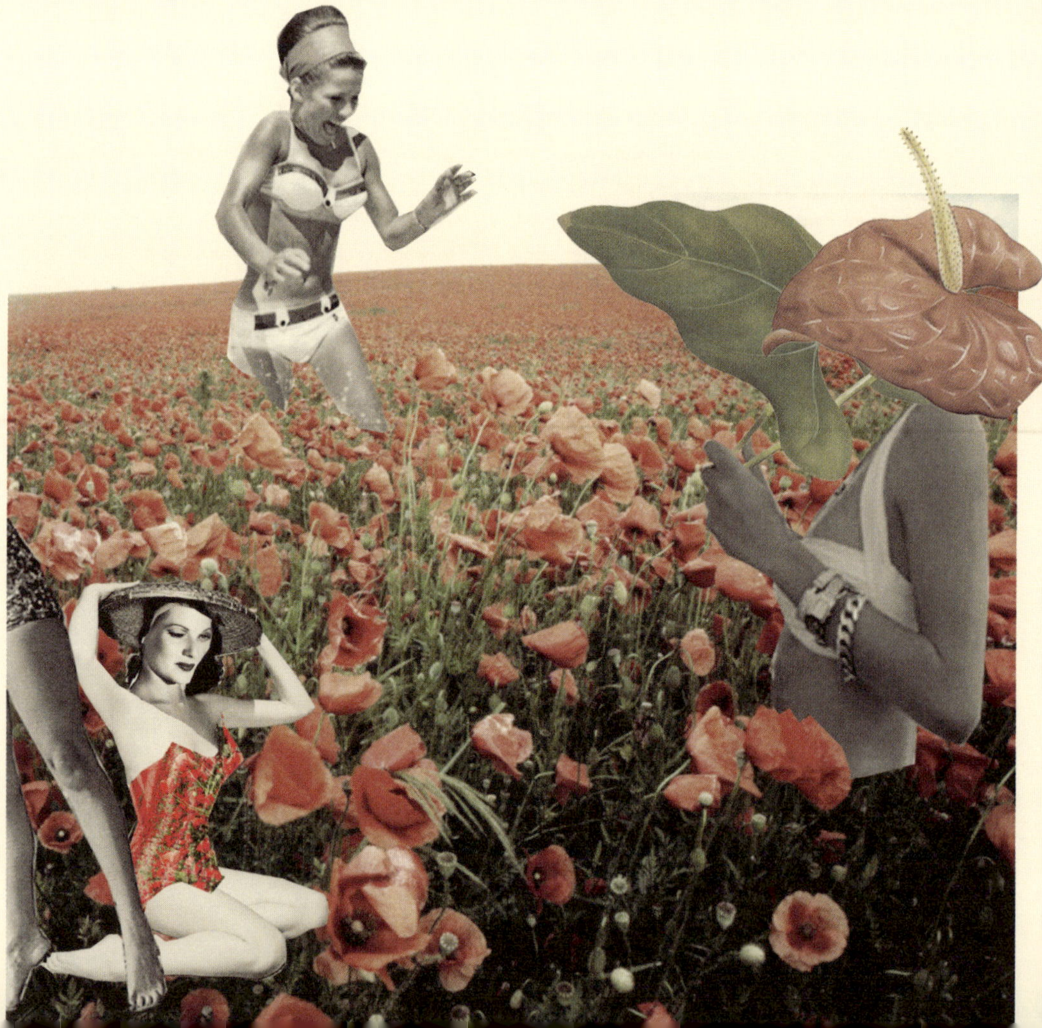

zwölf

PORTIOKAPPE / FEMCAP

Die Portiokappe ist unter der Bezeichnung „FemCap" im Handel. Sie ist eine nach innen gewölbte Kuppel mit einem breiten Rand. Sie ist ein Pendant zur Mondtasse, die zum Aufsammeln des Menstruationsblutes dient. Sie dient allerdings zum Aufsammeln von Männerliebe in Spermienform.

SO WIRKT SIE

Die Portiokappe wird in die Vagina eingeführt und über den Muttermund gestülpt, sodass die Spermien nicht die Eizelle erreichen können. Sitzt sie richtig, entsteht ein Unterdruck, wodurch sich die Kappe festsaugt und sich der Rand dabei an die Scheidenwand anlegt. Die Portiokappe wirkt zusammen mit einem Gel, das entweder ein spermienabtötendes Mittel sein kann oder ein Produkt, das den pH-Wert der Scheide senkt, sodass die Spermien unbeweglich sind.

SO WIRD SIE ANGEWENDET

Bevor die Portiokappe eingesetzt wird, muss die Größe beim Frauenarzt oder in einer Beratungsstelle für Familienplanung genau an die Vagina angepasst werden. Vor dem Einsetzen wird Gel auf die Wölbung der Kappe, auf die Innenseite und auf den Rand gegeben. Bereits vor Beginn der sexuellen Erregung sollte die Portiokappe eingesetzt werden, damit sie sich gut festsaugen kann. Es ist wichtig, vor dem Sex zu ertasten, ob die Portiokappe fest sitzt. Nach dem Sex sollte sie noch mindestens sechs Stunden und höchstens 48 Stunden im Körper bleiben.

DAS SIND DIE VORTEILE ...

Die Portiokappe greift nicht in den Hormonhaushalt ein und verursacht keine Langzeitschäden oder Nebenwirkungen. Durch die Verwendung der Portiokappe lernen manche Frauen ihren eigenen Körper besser kennen.

... UND DAS DIE NACHTEILE

Die Portiokappe richtig anzuwenden erfordert Übung. Außerdem können manche Gels Reizungen der Schleimhaut verursachen.

SO SICHER IST SIE

Erst wenn man sie vollkommen richtig einsetzt, bietet die Portiokappe zuverlässigen Schutz. Daher ist es ganz besonders wichtig, dass sie in einer Arztpraxis angepasst wird. Es macht Sinn, das Einsetzen beim Arzt zu üben. Nach ungefähr einem Jahr sollte sie ersetzt werden.

DAS KOSTET SIE

Zu den einmaligen 50 bis 60 Euro muss man noch die Kosten für Gel, Anpassung und Untersuchungen dazurechnen.

NATÜRLICHE VERHÜTUNG

Viele Frauen bekommen irgendwann Lust, ihre Verhütung zu einer engen Freundschaft zwischen sich und ihrem Körper werden zu lassen. Dazu muss man seinem Körper höflich Guten Tag sagen und ihn genau kennen und beobachten lernen. So leistungsfähig das menschliche Gehirn auch ist, hilft es doch, die Körperzeichen aufzuschreiben. Diese Vorgehensweise macht es möglich, auf eine Hormoneinnahme und auf Barrieremethoden zu verzichten – so kann man Zyklus und Psyche die hüllenlose Freiheit lassen. Zusätzlich schafft die Auseinandersetzung mit dem eigenen Körper und der eigenen Weiblichkeit ein neues, befreiendes Körpergefühl. Ohne diese Herangehensweise miesmachen zu wollen, müssen wir einschränkend darauf hinweisen, dass die Vorhersage von zu 100 Prozent sicheren Tagen eigentlich unmöglich ist. Erst am nächsten oder übernächsten Tag wissen wir nämlich, ob es nicht doch inzwischen zum Eisprung gekommen ist. Und da Spermien in der Gebärmutter locker so lange überleben, ist das Ganze schon auch ein wenig ein Glücksspiel. Die einzigen Tage, die mit einer gewissen Sicherheit einigermaßen sicher sind, sind die Tage mit einer kräftigen Blutung, bei der es sich auf jeden Fall um die normale Blutung und nicht um eine Zwischenblutung handelt – oder doch nicht? Wer absolut sorgenfrei sein will, zieht dem Partner einfach ein Kondom über den Penis. Zack.

SYMPTOTHERMALE METHODE /

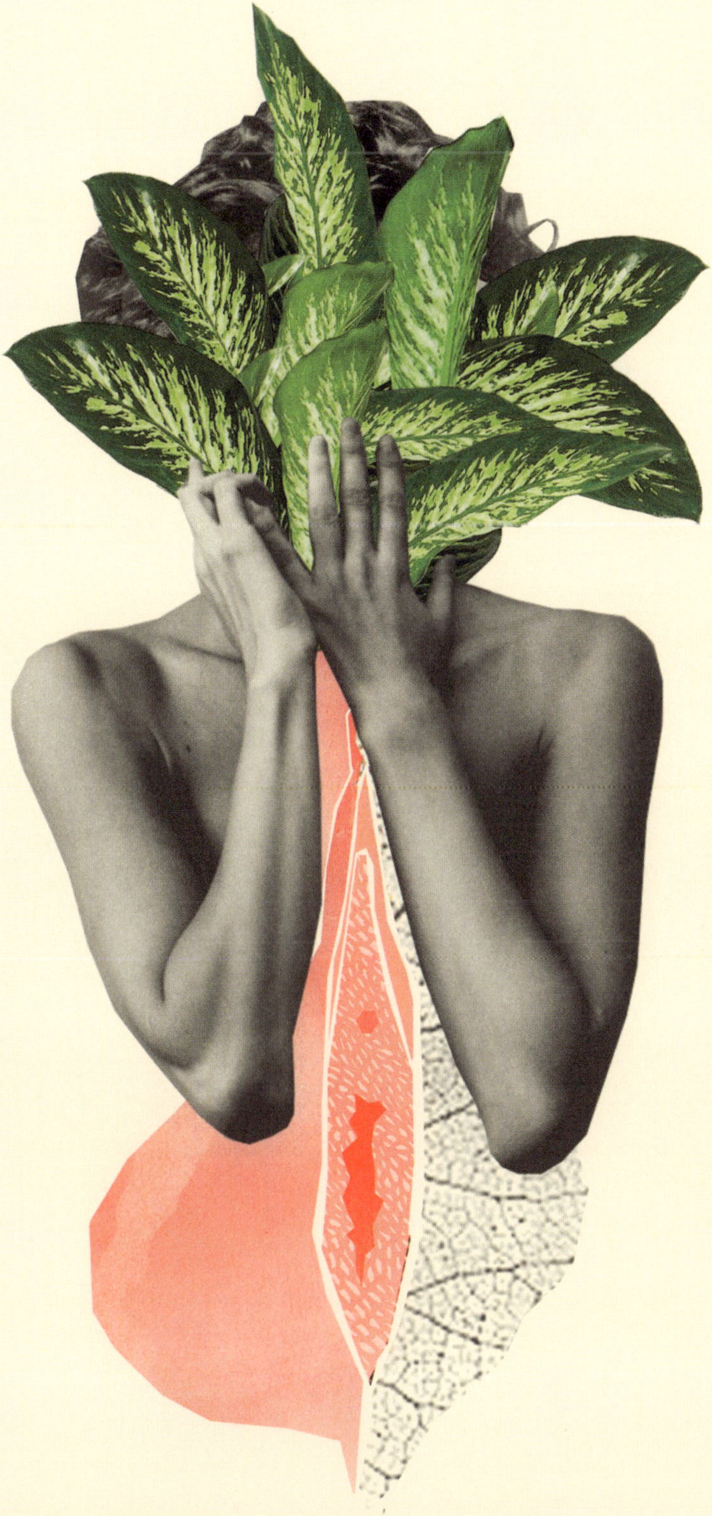

SYMPTOTHERMALE METHODE

Bei der symptothermalen Methode werden zwei oder mehr Körperzeichen beobachtet und ausgewertet, um die fruchtbaren Tage im Zyklus bestimmen zu können. Konsequent angewendet bietet sie einen zuverlässigen Schutz vor Schwangerschaft. Man muss dabei jeden Tag seine Körperzeichen notieren und seinen eigenen Körper und dessen Signale gut kennen. Man muss jeden Morgen die Aufwachtemperatur, auch Basaltemperatur genannt, messen und in der Zeit um den Eisprung den Zervixschleim untersuchen. Das Beobachten des Schleims ermöglicht es herauszufinden, wann der Eisprung höchstwahrscheinlich stattfindet – während man an der Temperatur erkennen kann, wenn er vorüber ist. Tastet man zusätzlich noch den Gebärmutterhals oder den Muttermund ab, erhöht das die Genauigkeit. All das muss jeden Tag sorgfältig notiert werden.

SO WIRD DIE AUFWACHTEMPERATUR GEMESSEN

Die Basaltemperatur wird morgens nach einer Ruhezeit im Bett von mindestens sechs Stunden gemessen, ohne dass man vorher aufgestanden ist, also direkt nach dem Aufwachen. Am besten verwendet man dazu ein Digitalthermometer, und die zuverlässigste Messung ist die rektale, also die im Po. Andere Möglichkeiten sind die orale und vaginale Messung. In der Apotheke gibt es Kunststoffhüllen für Digitalthermometer – mit einer Hülle in der Hülle –, sodass man auch noch halb verschlafen eine hygienische rektale oder vaginale Messung hinbekommt. Bei oraler Messung sollte man sich in der Apotheke beraten lassen, welches Thermometer am besten geeignet ist. Wichtig ist, dass man bei einer Messstelle bleibt und nicht wechselt.

Der gemessene Temperaturwert unterscheidet sich in der Zeit von Beginn der Blutung bis zum Eisprung von der Temperatur in der zweiten Zyklushälfte. Nachdem der Eisprung stattgefunden hat, steigt die Temperatur um ca. 0,2 bis 0,5 °C an, also von 36,5 bis 36,8 °C auf 37,0 bis 37,3 °C und bleibt so bis zur nächsten Blutung. Der Eisprung findet durchschnittlich null bis zwei Tage vor dem Temperaturanstieg statt, und der Temperaturanstieg muss für diese Aussage an mindestens drei aufeinanderfolgenden Tagen um mindestens 0,2 °C über den Vorwerten liegen. Bei Erkältungen, Fieber oder Schlafentzug sind die Werte nur eingeschränkt verwertbar, weil die Temperatur dann eh erhöht sein kann.

All diesen Einwänden zum Trotz ist ein sicherer Schutz möglich, wenn wir erst nach dem dritten Tag der Temperaturerhöhung Sex haben.

SO VERÄNDERT SICH DER ZERVIXSCHLEIM

Im Laufe des Zyklus wird ein Schleim gebildet, der sogenannte Zervixschleim. Dieser verändert sich: An bestimmten Tagen des Zyklus ist er am Vaginaausgang zu sehen, und man kann ihn auch fühlen. Er wird in der Gebärmutter gebildet. Während zu Beginn des Zyklus der Vaginaeingang meist relativ trocken ist, kann der Zervixschleim einige Tage vor dem Eisprung gefühlt und gesehen werden. Er sieht erst milchig trüb aus, wird aber in den darauffolgenden Tagen immer klarer. Außerdem verändert sich seine Konsistenz von klebrigzäh bis hin zu flüssig und fadenziehend, ähnlich wie Eiweiß. Ist der Zervixschleim flüssig und spinnbar, fühlt sich die Vagina feucht an. Kommt es dann zum Eisprung, wird der Schleim umgehend wieder zäh und trüb.

Leider kann ein Eisprung auch stattfinden, ohne dass viel Zervixschleim produziert wird (und umgekehrt). Ganz knifflig wird es bei vermehrtem Scheidenausfluss – zum Beispiel bei einer Infektion oder wenn nach dem Sex Sperma in der Gebärmutter zurückgeblieben ist –, weil es Konsistenz und Menge des Zervixschleims total verändert.

SO BEOBACHTET MAN FRUCHTBARE UND UNFRUCHTBARE TAGE

Zunächst werden die Beobachtungen von Temperatur und Zervixschleim unabhängig voneinander ausgewertet und verglichen. Meistens lässt sich das Ende der fruchtbaren Tage leichter mit Gewissheit bestimmen als deren Beginn.

Die unfruchtbare Zeit nach dem Eisprung beginnt, je nachdem, welches Anzeichen zuerst auftritt, am dritten Abend mit erhöhter Temperatur oder am dritten Abend, nachdem der Zervixschleim am flüssigsten war. Die Temperatur muss dabei an drei aufeinanderfolgenden Tagen um 0,2 °C höher sein als an den sechs vorhergehenden Tagen.

Will man den Beginn der fruchtbaren Tage berechnen, muss man den Zervixschleim beobachten und 12 vorangegangene Zyklen mit einberechnen als Mittelwert. Die fruchtbaren Tage beginnen dann, wenn das erste Mal ein feuchtes Gefühl in der Vagina aufkommt. Falls man einen Zykluskalender der letzten 12 Monate hat, werden vom kürzesten Zyklus 20 Tage abgezogen. So lässt sich die Zahl der fruchtbaren Tage am Zyklusanfang berechnen. Hat man über 12 Zyklen aufgezeichnet, zieht man vom frühesten Tag mit Temperaturanstieg acht Tage ab. So kann man die Anzahl der fruchtbaren Tage vor dem Eisprung berechnen. Pauschal lässt sich aber sagen, dass die fruchtbaren Tage spätestens an dem Tag beginnen, ab dem feuchter Schleim am Scheideneingang zu fühlen ist. Will man die Methode richtig anwenden, darf nur an den sicheren Tagen nach dem Eisprung bis zur nächsten Periode ungeschützter Sex stattfinden.

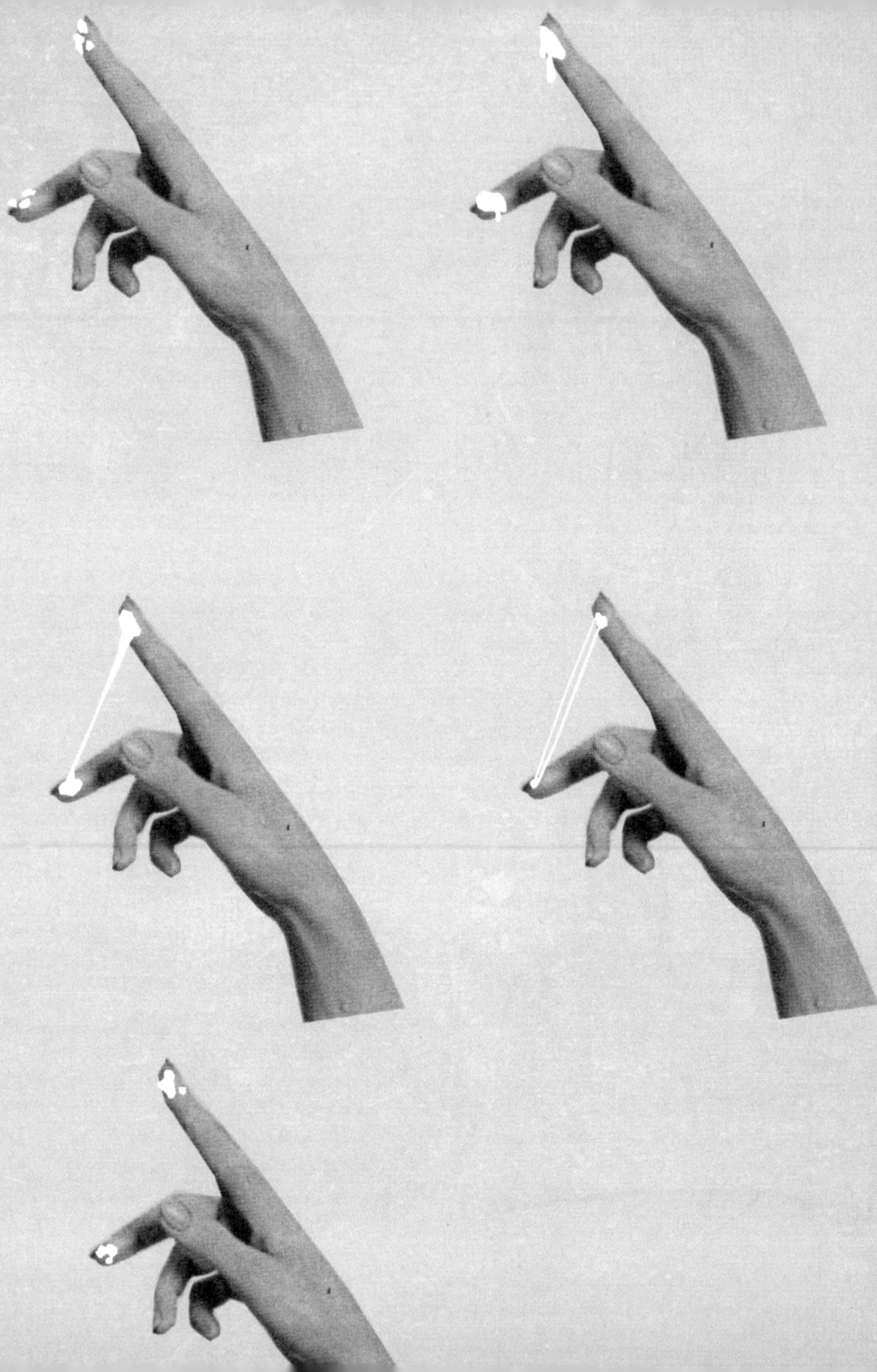

zwölf

SO SOLLTE MAN ZUSÄTZLICH GEBÄRMUTTERHALS UND MUTTERMUND BEOBACHTEN

Die symptothermale Methode kann man unterstützen, indem man zusätzlich Veränderungen am Gebärmutterhals oder Muttermund beobachtet. Das gibt nämlich noch mehr Sicherheit. Der Muttermund fühlt sich unmittelbar nach der Blutung fest an, ähnlich wie die Nasenspitze. Er ist zudem geschlossen und ragt tief in die Vagina hinein. Während der fruchtbaren Tage verändert er sich und ist dann leicht geöffnet und weich, ähnlich wie eine Lippe. Der Muttermund verlagert sich zudem ein Stück nach oben in die Vagina. Führt man die Untersuchung selbst täglich durch, lassen sich mit den Fingern Veränderungen erkennen und somit die fruchtbare Zeit bestimmen. Drei Tage lang ist der Muttermund geschlossen und fühlt sich hart an – anschließend beginnen die fruchtbaren Tage.

SO SICHER IST DIESE METHODE

Diese Methode ist nur dann zuverlässig, wenn es wirklich nur an den für sicher unfruchtbar errechneten Tagen zu ungeschütztem Sex kommt. Unsicher ist sie aber oft durch Anwendungsfehler, mangelnde Konsequenz oder Ungenauigkeit. Oft wird unterschätzt, dass Spermien bis zu fünf Tage in der Gebärmutter überleben können. So wird dann der Beginn der fruchtbaren Tage zu spät eingeschätzt. Ehrlich, aber treffend: Am besten geeignet ist dieses Verfahren eigentlich, wenn man schwanger werden will, und nicht, wenn man es nicht will.

UNSICHERE METHODEN, PANNENHILFE & TESTS

Neben all dem neumodischen Kram des Verhütungsschlaraffenlandes existieren noch einige altbekannte, aber nicht automatisch altbewährte Methoden der Empfängnisverhinderung. Der Vollständigkeit und der allgemeinen Prominenz dieser Versionen halber sind diese im Folgekapitel aufgeführt. Außerdem gängige Methoden der nachträglichen Pannenhilfe – wenn passiert ist, was nicht passieren sollte – und Möglichkeiten, um sich einer Schwangerschaft gewiss zu werden. Neben Essiggurken mit Erdbeerkompott.

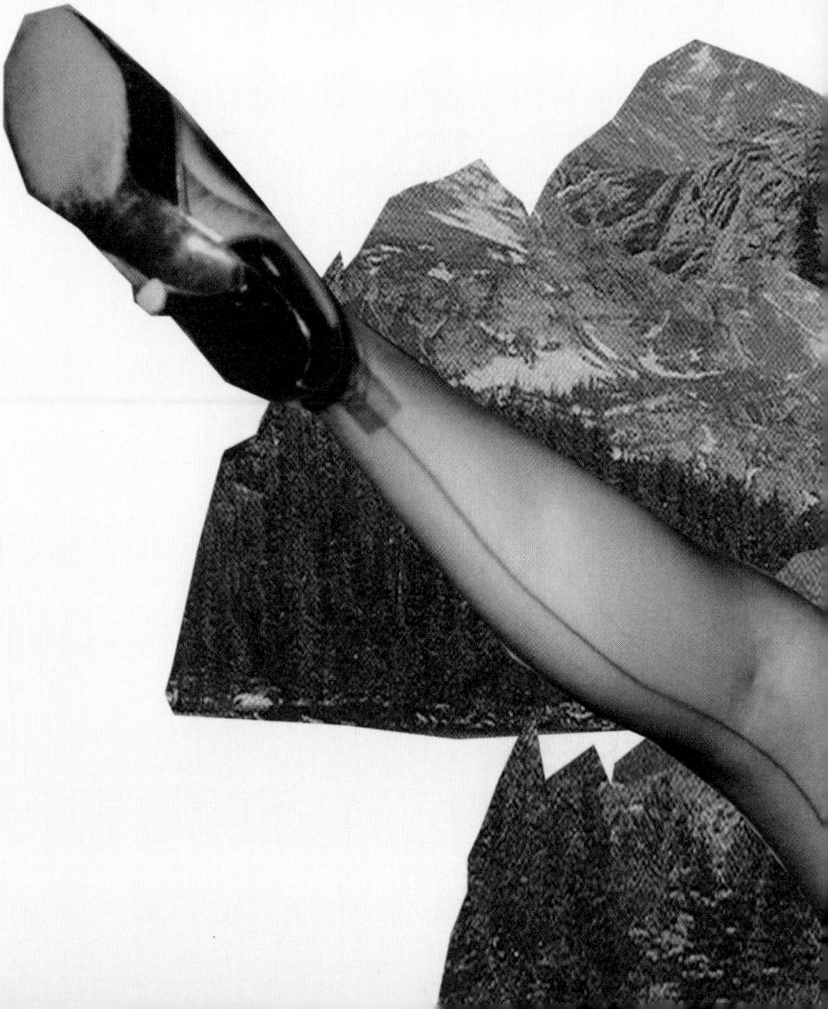

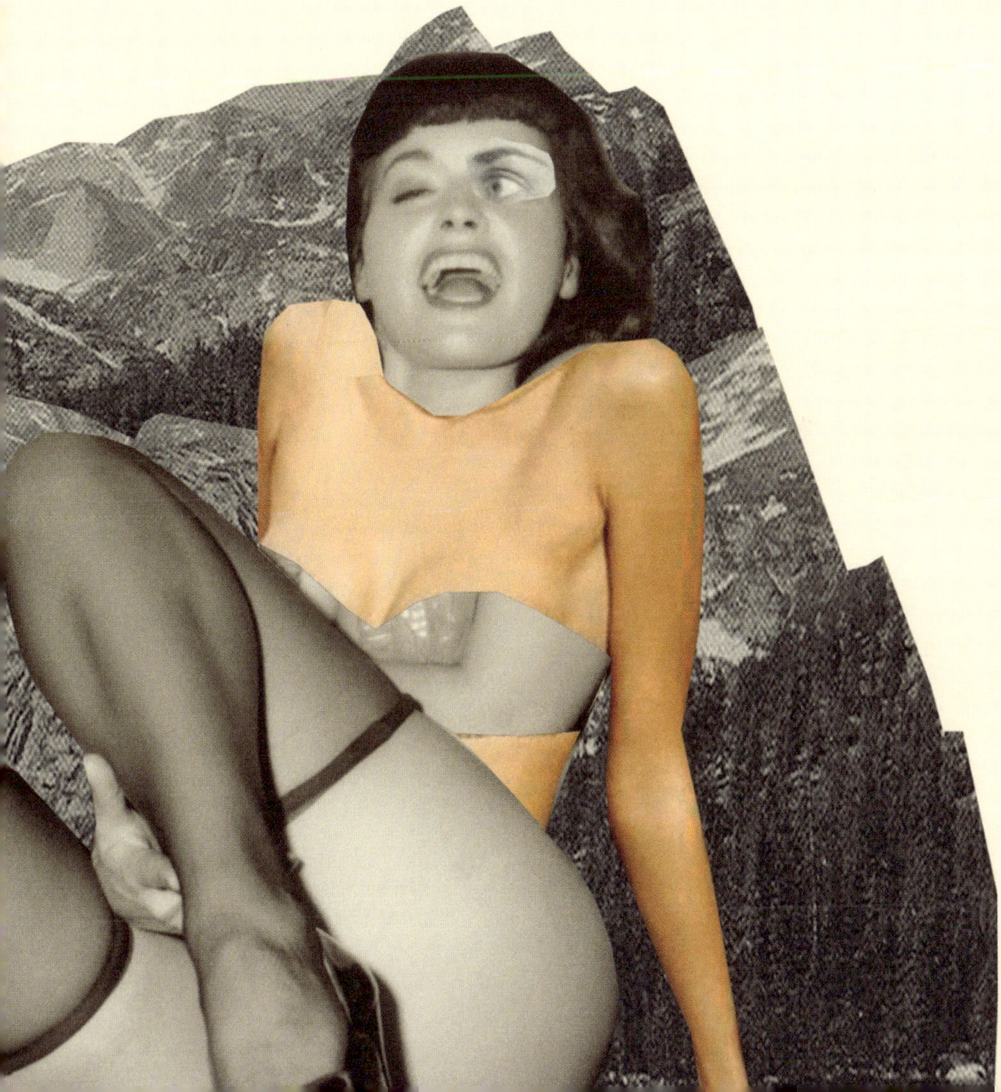

NOT SO SAFE – ODER DAS TAL DER VERDRÄNGUNG

COITUS INTERRUPTUS

„Ich pass schon auf", haben wohl die meisten Frauen schon mal beim Sex gehört. Beim Coitus interruptus, was „unterbrochener Geschlechtsverkehr" bedeutet, zieht der Mann seinen Penis aus der Vagina und kommt dann außerhalb. Diese Methode ist schon sehr alt, zwar spaßig, aber eher unsicher und deshalb überholt. Reizvoll ist es, aber es kommt zweifelsohne meistens schon vor dem Höhepunkt dazu, dass Spermien den Weg in die Vagina finden. Schade, aber irgendwie auch klar. Viele Männer schaffen es außerdem nicht, ihn rechtzeitig zurückzuziehen …

KNAUS-OGINO-METHODE

Diese Methode wird auch „Kalendermethode" oder „Rhythmusmethode" genannt und hat ihren blumigen Namen von ihren Erfindern, den Ärzten Knaus und Ogino. Es wird dabei rein rechnerisch durch sechsmonatige Buchführung die fruchtbare Zeit ermittelt, ohne die Körperzeichen zu deuten. Deshalb gilt sie als sehr unsicher. Die Verhütung erfolgt dann durch sexuelle Enthaltsamkeit während dieser Phase.

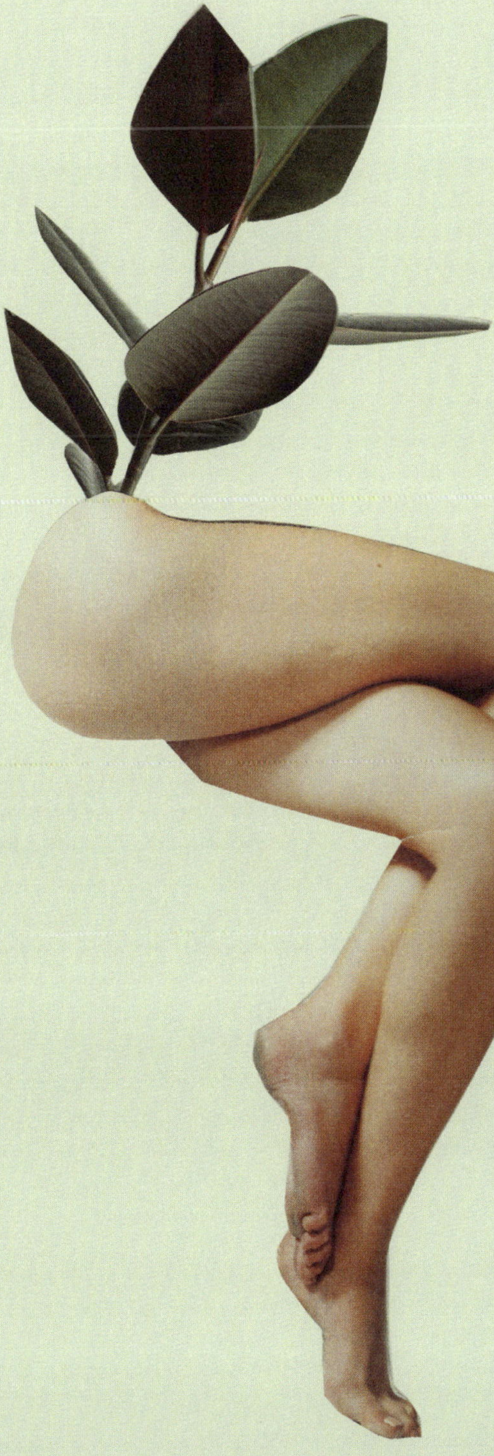

PILLE DANACH

Die „Pille danach" ist eine Notfallmaßnahme. Eine absolute Notbremse, falls eine Verhütungspanne passiert ist und wir keinen anderen Ausweg haben – und vor allem kein Zweifel besteht, dass es zu einer Befruchtung kommen könnte. Zum Beispiel wenn wir unmittelbar vor, während oder kurz nach dem Eisprung nicht aufgepasst haben mit den Männern – oder tatsächlich ein Verhütungsmittel versagt zu haben scheint. Spermien, und das ist vielleicht an dieser Stelle ganz gut zu wissen, können mehrere Tage in der Gebärmutter ausharren oder sich in der Vagina suhlen, wohlernährt vom delikaten Zervixschleim. Wenn dann noch eine schöne, frische Eizelle dazukommt, auch wenn diese nur 12 bis 24 Stunden befruchtbar ist, könnte es tatsächlich spannend werden im Uterus. Falls das nicht gewollt, absolut keine Option und definitiv ein Unfall ist, kommt die „Pille danach" zum Einsatz. Sie ist kein Verhütungsmittel, sie ist ein Notfallplan. Sie hemmt bzw. verzögert durch künstliche Hormone den Eisprung, sodass sich Eizelle und Spermien zeitlich verpassen. Das alles muss gut mit einem Arzt oder Apotheker abgesprochen sein – auch wenn man die „Pille danach" kaufen kann wie eine Schachtel Hustenpastillen. Hier viel Wissenswertes über die Wirkung, Sicherheit, Einnahme und Nebenwirkungen der „Pille danach".

SO WIRKT SIE

Verwendet werden die beiden Wirkstoffe Levonorgestrel und Ulipristalacetat: Sie hemmen oder verzögern den Eisprung und unterbinden somit eine Befruchtung. Zusätzlich verhindern sie vermutlich auch die Einnistung einer schon befruchteten Eizelle. Damit eine Befruchtung nicht stattfindet, sollte die „Pille danach" so schnell es geht nach dem ungeschützten Sex eingenommen werden, möglichst innerhalb von 12 Stunden. Das Präparat Levonorgestrel kann bis maximal drei Tage, Ulipristalacetat bis maximal fünf Tage danach eingenommen werden. Werden die fünf Tage überschritten, ist es zu spät für die „Pille danach". Levonorgestrel ist bis ca. zwei Tage vor dem Eisprung wirksam. Ulipristalacetat auch einen Tag vor dem Eisprung. Steht der Eisprung direkt bevor oder ist schon passiert, wirken beide Präparate nicht mehr.

Kommt es trotz der „Pille danach" zu einer Befruchtung, wird der Embryo nicht geschädigt. Wird die „Pille danach" während einer bereits bestehenden Schwangerschaft eingenommen, wird diese dadurch nicht abgebrochen. Die „Pille danach" ist keine „Abbruchpille". Allerdings wird vermutet, dass es bei doch eintretender Schwangerschaft häufiger zu Bauchhöhlen- oder Eileiterschwangerschaften kommt.

SO NIMMT MAN SIE EIN

Die „Pille danach" bietet den größten Schutz, je schneller sie nach dem ungeschützten Sex eingenommen wird. Am besten innerhalb von 12 Stunden. Es handelt sich um eine einmalige Einnahme von einer oder zwei Tabletten.

DAS SOLLTE MAN NACH DER EINNAHME BEACHTEN

Wurde die „Pille danach" eingenommen, kommt die Monatsblutung einige Tage verzögert. Durch die Einnahme entsteht kein weiterer Schutz vor Schwangerschaft, deswegen muss wie gewohnt verhütet werden. Wer die „Pille danach" genommen hat, weil er einen Einnahmefehler bei der Antibabypille gemacht hatte, sollte die Antibabypille trotzdem ganz normal weiternehmen und zusätzlich noch bis zum Ende des Zyklus mit Kondomen verhüten.

DAS SIND MÖGLICHE NEBENWIRKUNGEN

Sehr häufig kommt es zu Übelkeit, daneben auch zu Brustspannen und einer Verlegung oder Verzögerung der Menstruation. Kopf- und Bauchschmerzen sind ebenfalls möglich.

SO SICHER IST SIE

Wird die „Pille danach" rechtzeitig eingenommen, verhindert sie mit sehr hoher Wahrscheinlichkeit (> 95 %), dass es zur Schwangerschaft kommt. Je größer der zeitliche Abstand zwischen dem ungeschützten Sex und der Einnahme der „Pille danach", desto größer ist auch die Zeitspanne, in welcher der Eisprung noch stattfinden kann. Außerdem wird die Wirksamkeit der „Pille danach" durch bestimmte Medikamente beeinträchtigt und kann bei Übergewicht eingeschränkt sein.

DAS KOSTET SIE

In Apotheken ist die „Pille danach" rezeptfrei erhältlich. Dort wird auch besprochen, ob bereits eine Schwangerschaft besteht, in welcher Hälfte vom Zyklus man sich befindet und ob es überhaupt Sinn macht, die „Pille danach" zu nehmen. Je nach Wirkstoff kostet die „Pille danach" zwischen 18 und 35 Euro.

SPIRALE DANACH

Die „Spirale danach" steht im Schatten der „Pille danach" und ist die hormonfreie Notfallmaßnahme nach einer Verhütungspanne. Sie ist auf den ersten Blick komplizierter, schmerzhafter und muss etwas „bewusster" betrachtet werden als die „Pille danach", greift im Gegensatz zu ihr aber nicht in den Hormonhaushalt ein. Die Entscheidung zur „Spirale danach" ist vor allem sinnvoll, wenn die Frau auch in Zukunft auf eine Kupferspirale als Verhütungsmittel umsteigen möchte. Denn einmal eingesetzt, ist es vielleicht sinnvoll, sie gleich dort zu lassen, um weitere Pannen zu umschiffen.

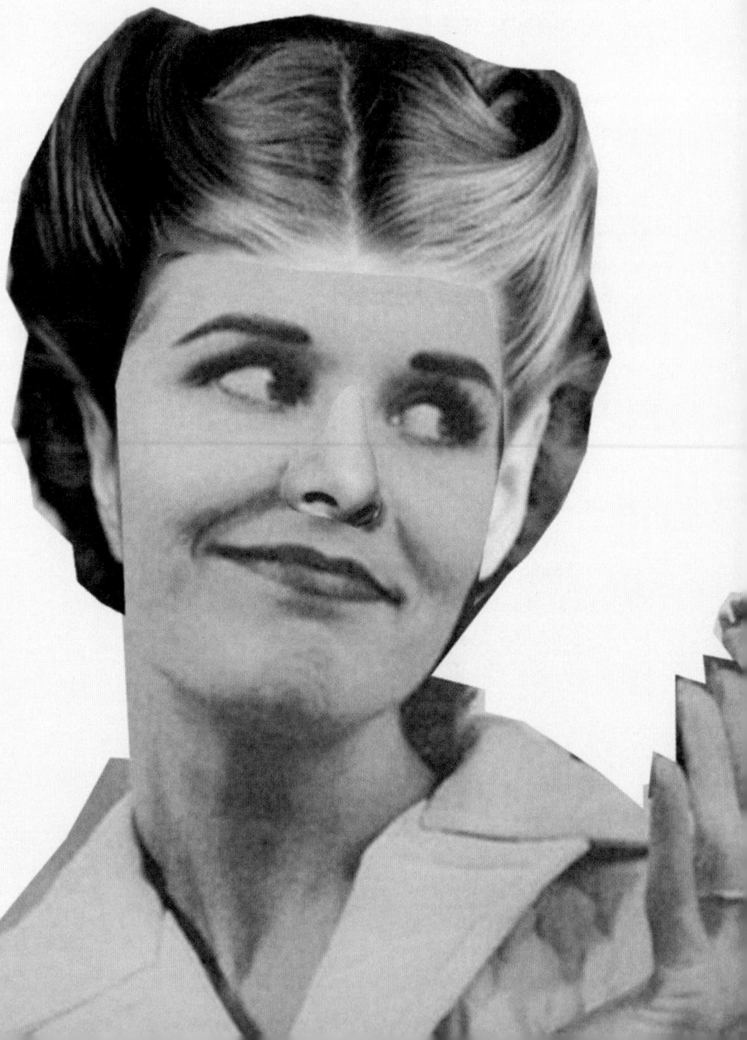

SO WIRKT SIE – SO SICHER IST SIE

Durch das Kupfer werden der Schleim am Muttermund und die Gebärmutterschleimhaut so verändert, dass es für die Eizelle unmöglich ist, sich einzunisten. Rechtzeitig eingesetzt verhindert die Spirale eine ungewollte Schwangerschaft in mehr als 95 Prozent der Fälle.

SO WIRD SIE ANGEWENDET

Die „Spirale danach" wird nach einer Verhütungspanne oder Ähnlichem von einem Arzt in die Gebärmutter eingesetzt. Das muss spätestens fünf Tage nach dem vermuteten Eisprung und unabhängig von der Häufigkeit des Geschlechtsverkehrs passieren, damit die Einnistung der befruchteten Eizelle verhindert werden kann.

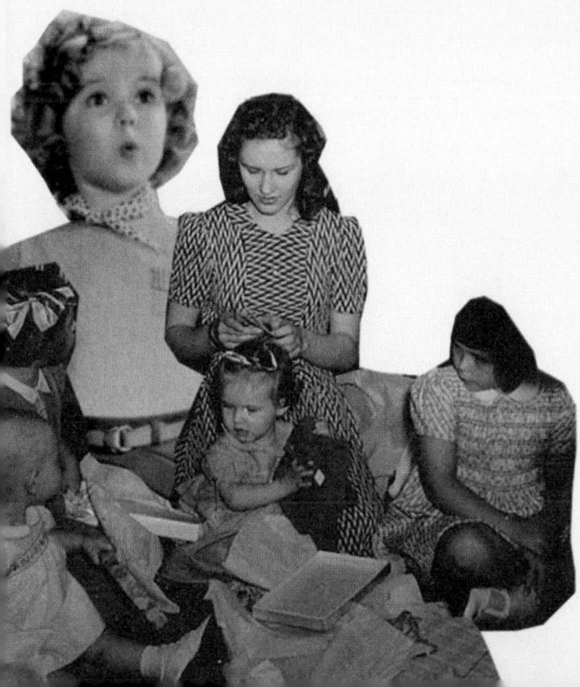

DAS SIND DIE VORTEILE ...

Will die betroffene Frau sowieso in Zukunft mit einer Kupferspirale verhüten, bietet sich diese Methode an. Die Kupferspirale beeinflusst den natürlichen Zyklus nicht.

... UND DAS DIE NACHTEILE

Normalerweise wird die Kupferspirale am zweiten Tag der Periode eingesetzt, wenn der Muttermund ein Stück weiter geöffnet ist als sonst. Beim Legen der „Spirale danach" ist der Muttermund geschlossen, das Einsetzen ist komplizierter und kann sehr schmerzhaft sein. Außerdem besteht die Gefahr, dass sich die Eierstöcke entzünden. Die „Spirale danach" wirkt nur, wenn sie bis zur nächsten Blutung in der Gebärmutter liegt – sich dabei nicht verschiebt oder ausgestoßen wird.

DAS KOSTET SIE

Je nach Modell muss man bei der Kupferspirale – inklusive Einsetzen – mit 120 bis zu 300 Euro rechnen. Die erste Lagekontrolle per Ultraschall wird von der Krankenkasse übernommen, alle weiteren müssen aus der eigenen Tasche finanziert werden.

OVULATIONSTEST

Der Ovulationstest, auch Eisprungtest genannt, ist ein kleines Hilfsmittel zur Bestimmung der fruchtbaren Tage. Vor allem Frauen, die sich Kinder wünschen, können mit Hilfe des Teststäbchens gut eingrenzen, wann der Zeitpunkt für eine Befruchtung günstig ist. Andere Frauen benutzen den Test umgekehrt, als halbherzige Verhütungsmethode oder zur Absicherung nach einer Verhütungspanne. Das ist schwachsinnig und unsicher sowieso.

SO WIRD ES ANGEWENDET

Das Teststäbchen wird bis zu einer Markierung einige Sekunden in den Urin getaucht. Es gibt einen Kontrollstreifen und einen Teststreifen. Der Kontrollstreifen wird bei Kontakt mit dem Urin sofort sichtbar. Der Teststreifen verfärbt sich nur bei einer gewissen Konzentration des luteinisierenden Hormons im Urin. Dieses Hormon wird nur kurz vor dem Eisprung in größeren Mengen ausgeschüttet. Innerhalb von fünf bis zehn Minuten sollte der Teststreifen zu sehen sein, falls das Hormon in hoher Konzentration vorhanden ist. Ist der Teststreifen genauso stark zu sehen wie der Kontrollstreifen, ist die Hormonkonzentration sehr hoch, und der Eisprung findet in den nächsten 24 bis 36 Stunden statt. Ist der Teststreifen sehr leicht eingefärbt, dauert es noch länger bis zum Eisprung.

Zuerst wird die durchschnittliche Zykluslänge errechnet, um den richtigen Tag zu finden, ab dem man die Ovulationstests durchführt. Das ist von Frau und Zyklus abhängig und deshalb völlig unterschiedlich.

Etwas einfacher wird das Ganze bei der Verwendung eines Zykluscomputers. Dem wird der erste Tag der Regel eingegeben, und anschließend wird er täglich mit den Teststreifen gefüttert und zeigt an, ob es ein fruchtbarer oder unfruchtbarer Tag ist. Fruchtbare Tage müssen dann anhand des Morgenurins noch einmal nachgetestet werden.

DAS SIND DIE NACHTEILE

Der Morgenurin ist zur Messung nicht geeignet, da er sehr konzentriert ist und das Ergebnis verfälschen kann. Ebenso kann der Test sich irren, wenn die Frau vor dem Test sehr viel getrunken hat und der Urin dadurch verdünnt ist. Grundsätzlich sollte an den aufeinanderfolgenden Tagen immer zur gleichen Tageszeit getestet werden. Unregelmäßige Zyklen, Antibiotika und Stress wirken sich auf die Zuverlässigkeit der Methode aus.

SCHWANGERSCHAFTSTEST

Für all jene, für die die Sache mit dem Verhüten so ein „Pi mal Daumen"-Ding ist, ist kommender Abschnitt möglicherweise ein altbekannter Freund. Ebenso für die, die sich sehnlichst ein Kind wünschen. Für all die anderen in den verschiedensten Lebenslagen, bei denen ein Schwangerschaftstest entweder die Breitseite Panik oder süße Vorfreude bedeutet – im Folgenden findet ihr alles über verschiedene Tests und über den Zeitpunkt, an dem diese durchführbar sind, damit sie ein zuverlässiges Ergebnis liefern. Außerdem viel Wissenswertes mehr über die ultimativ spannenden drei Minuten – oder andere Möglichkeiten des Nervenkitzels.

Gesunde Frauen produzieren, einige Tage nachdem eine Eizelle mit Erfolg befruchtet wurde, das hCG-Hormon. Dieses Hormon wird nur während einer Schwangerschaft gebildet und macht es möglich, sehr früh zu erkennen, ob eine Frau schwanger ist – zum Beispiel mit dem Bluttest, Urin-Frühtest, Urintest oder dem Ultraschall.

BLUTTEST

Bereits sechs bis neun Tage nach der Befruchtung und damit weit vor dem Ausbleiben der Blutung lässt sich das hCG-Hormon im Blut nachweisen. Beim Frauenarzt wird Blut abgenommen, und nach ca. 24 Stunden liegt das Ergebnis vor.

URIN-FRÜHTEST

Ungefähr vier Tage vor Fälligkeit der Periode kann schon auf einen Frühtest gepinkelt werden. Das macht man gleich morgens nach dem Aufstehen, weil die Hormonkonzentration im Morgenurin am höchsten ist. Hierbei wird der hCG-Wert im Urin gemessen. In Drogeriemärkten oder Apotheken sind diese Tests erhältlich, ihre Fehlerquote ist allerdings relativ hoch.

URINTEST

Der normale Schwangerschaftstest, der auch den hCG-Wert im Urin testet, kann zum Zeitpunkt der fälligen Periode gemacht werden. Etwa 14 Tage nach Befruchtung oder eben Nicht-Befruchtung der Eizelle ist sein Ergebnis zuverlässig.

ULTRASCHALL UND SICHERE SCHWANGERSCHAFTSZEICHEN

Da prinzipiell auch eine Eileiter- oder Bauchhöhlenschwangerschaft möglich sein kann, wenn einer der vorgenannten Tests positiv ist, schaut der Frauenarzt mit dem transvaginalen Ultraschall nach, ob es was zu sehen gibt. Schon oder erst – wie man es nimmt – fünf bis sechs Wochen nach der Befruchtung kann man im Ultraschall das Herz des noch winzigen Kindes schlagen sehen. Ab der 12. Woche nach der Befruchtung lassen sich dann auch mit einem speziellen Gerät die Herztöne des Kindes ableiten. Und ab der 18. Woche merkt man es selber, weil das Kind anfängt sich zu bewegen.

dreizehn

Seite 193–198

SCHWANGERSCHAFTSABBRUCH

DER WUNSCH NACH ENTSCHEIDUNG UND DIE LAST DER FREIHEIT

SCHWANGERSCHAFTSABBRUCH

DER WUNSCH NACH ENTSCHEIDUNG UND DIE LAST DER FREIHEIT

So individuell, wie die Wünsche einer Frau oder eines Paares in Sachen Familienplanung, so individuell sind auch die Beweggründe, die zum gewollten Abbruch einer Schwangerschaft führen. Wir möchten hier keine Grundsatzdiskussion führen und weder für oder gegen diese äußerst schwierige Sachlage argumentieren. Ein Schwangerschaftsabbruch, oder eine Abruptio, ist natürlich keine Verhütungsmethode. Und jeder Schwangerschaftsabbruch ist eine starke psychische Belastung für die Frau oder das Paar. Auch für die Gebärmutter und den gesamten Körper ist es eine Tortur.

Die lückenlose Darstellung aller rechtlichen Voraussetzungen für einen legalen Schwangerschaftsabbruch würde natürlich den Rahmen dieses kleinen Textes sprengen. Nur so viel sei gesagt: Mit der in Deutschland, Österreich und der Schweiz möglichen Beratungslösung, die einen legalen Abbruch innerhalb der ersten 12 Wochen nach der Befruchtung ermöglicht, soll sichergestellt werden, dass es sich nicht um eine Kurzschlussentscheidung handelt. Der Abbruch kann eben auch Nebenwirkungen haben.

Der Gesetzgeber räumt außerdem die Möglichkeit einer medizinischen Indikation zum Schwangerschaftsabbruch ein, wenn durch die Schwangerschaft das Leben der Mutter oder sogar von Mutter und Kind gefährdet ist (das Kind aber noch zu unreif, als dass es außerhalb der Gebärmutter überleben könnte). Manchmal ergibt auch die Pränataldiagnostik, also die Untersuchung des Kindes im Mutterleib, dass es so schwer krank ist, dass es entweder noch im Bauch der Mutter sterben würde oder bald nach der Geburt. Auch in diesem Fall besteht eine medizinische Indikation für den Abbruch. Und dann gibt es auch die kriminologische Indikation nach einer Vergewaltigung. Bei medizinischen und kriminologischen Gründen für einen Abbruch muss die Schwangere keine Beratungseinrichtung aufsuchen, und das „Alter" der Schwangerschaft ist meistens nicht von Bedeutung.

Natürlich kann sich die Frau/das Paar auch an einen Psychologen wenden, der über die schwere Zeit hinweghilft. Bei aller Entscheidungsfreiheit und in einer Gesellschaft mit vergleichsweise offenem Umgang mit Sexualität darf man nicht vergessen, dass es sich nicht nur um einen körperlichen Eingriff handelt. Eine Schwangerschaft willentlich zu beenden ist für die meisten Frauen oder Paare eine unglaublich schwierige Entscheidung.

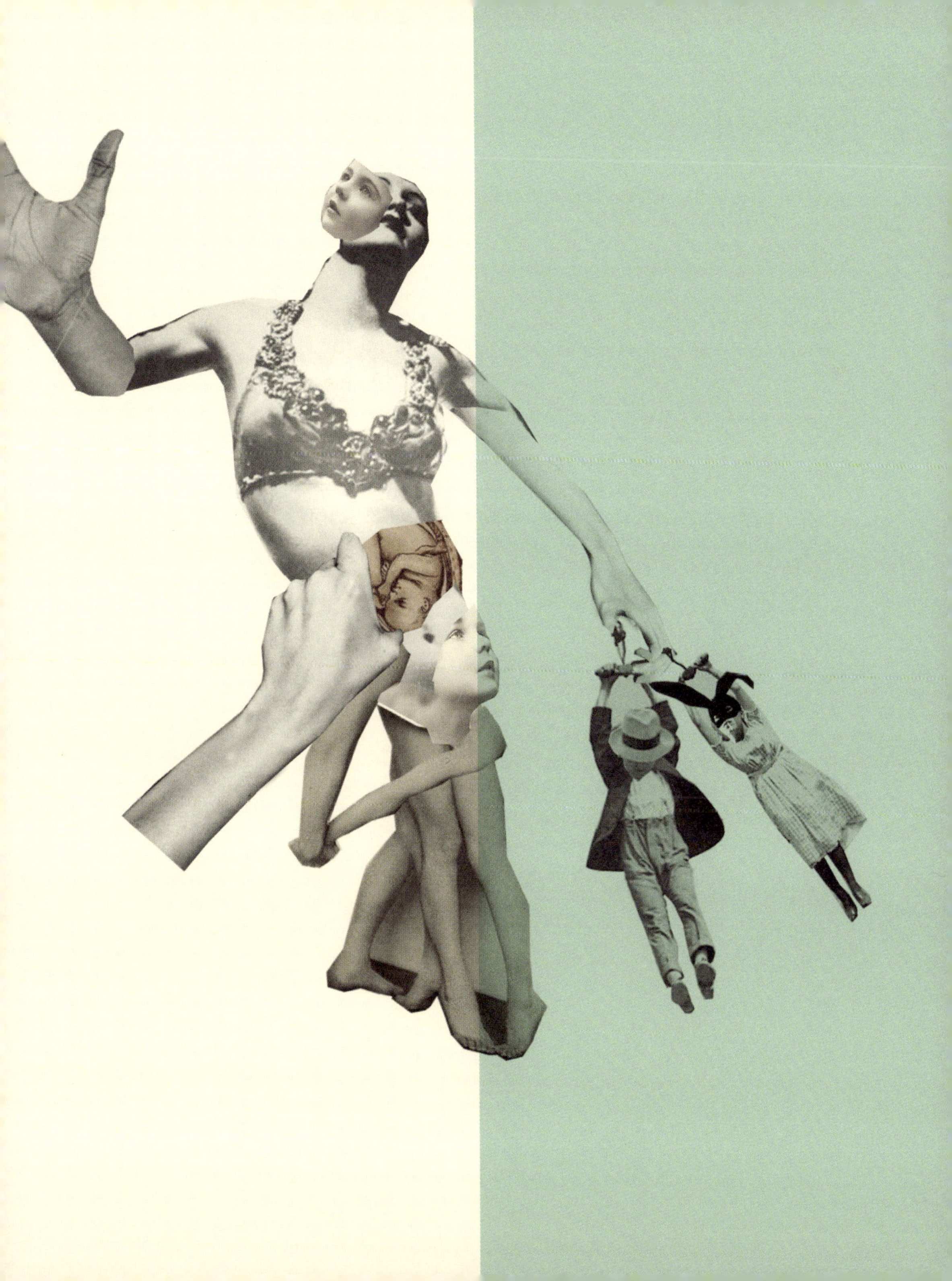

DER MEDIKAMENTÖSE ABBRUCH

Der medikamentöse Schwangerschaftsabbruch ist ein gängiges Verfahren. Dabei nimmt die Schwangere eine sogenannte „Abtreibungspille" ein. Die erste Tablette enthält eine Wirkstoffkombination, welche die Produktion des Gelbkörperhormons Progesteron blockiert, den Gebärmuttermund weich macht und zur Öffnung des Muttermunds führt. Etwa zwei Tage später nimmt die Schwangere ein zweites Medikament ein, welches dazu führt, dass sich die Gebärmutter zusammenzieht, der Muttermund noch weiter öffnet und sich die Gebärmutterschleimhaut mit dem „Fruchtsack" inklusive Embryo aus der Gebärmutter ablöst und ausgestoßen wird. Dieser Vorgang ist vergleichbar mit einer spontanen Fehlgeburt oder einer sehr starken, schmerzhaften Regelblutung. Die Medikamentenvergabe erfolgt unter ärztlicher Aufsicht, wobei die Frau meistens ambulant behandelt wird. In drei bis fünf Prozent der Fälle blutet das Gewebe nicht vollständig ab, sodass doch ein chirurgischer Eingriff nötig wird. Nach etwa zwei Wochen wird dann mittels Ultraschall kontrolliert, wie es der Gebärmutter geht und ob der Abbruch erfolgreich war.

Dieses Verfahren ist nur bis zum 49. Tag (gerechnet ab dem ersten Tag der letzten Regelblutung) möglich, das sind etwa sieben Wochen nach der Befruchtung. Bei einer medizinischen Indikation für den Abbruch darf es nicht verwendet werden, weil die Schwangerschaft meistens schon weiter fortgeschritten ist.

Ein deutlicher Nachteil ist hierbei die Dauer des Abbruchs, weil es erst nach dem dritten Tag zur Abblutung der Schwangerschaft kommt. Blutung und Schmerzen können sich über einige Tage hinziehen. Ein Vorteil ist natürlich, dass meistens kein chirurgischer Eingriff erforderlich ist, sodass dieses Verfahren für die Gebärmutter am schonendsten ist.

DER OPERATIVE ABBRUCH VOR DER 12. SCHWANGERSCHAFTSWOCHE

Der operative Schwangerschaftsabbruch bzw. die sogenannte „Absaugmethode" ist die in Deutschland am häufigsten durchgeführte Art des Abbruchs. Sie erfolgt in der Regel ambulant und wird unter lokaler Betäubung oder einer kurzen Vollnarkose vorgenommen.

Vor dem Eingriff wird ein Medikament verabreicht, das den Muttermund lokal aufweicht, damit die Aufdehnung leichter funktioniert. Der Muttermund wird dann mit chirurgischen Metallstiften mit zunehmendem Durchmesser vorsichtig und ohne ihn zu verletzen weiter geöffnet, bis der Arzt mit einem stumpfen Röhrchen in die Gebärmutter vordringen und den Fruchtsack mit dem Embryo heraussaugen kann.

Anschließend wird durch eine Ultraschalluntersuchung kontrolliert, ob sich noch Gewebereste in der Gebärmutter befinden. Falls nicht, kann die Frau nach dem Eingriff nach Hause gehen. Nach etwa zwei Wochen wird mittels Ultraschall kontrolliert, ob die Gebärmutter auch alles heil überstanden hat.

Diese Methode unterliegt einer sehr geringen Komplikationsrate. Etwa drei bis vier Tage nach dem Abbruch kommt es aber durch die Abnahme der Schwangerschaftshormone zu einer Blutung, die meistens relativ schwach ist, oft auch zu Unterleibsschmerzen, Stimmungsschwankungen, Schmierblutungen und Brustspannen. Sofern diese Reaktionen sehr stark ausfallen, kann der Frauenarzt mit Medikamenten helfen, bis sich die Gebärmutter und der Hormonhaushalt wieder beruhigt haben.

vierzehn

Seite 199–207

BLOODY DETAILS

KURIOSES WISSEN ÜBER ZYKLISCHE BESONDERHEITEN

BLOODY DETAILS

KURIOSES WISSEN ÜBER ZYKLISCHE BESONDERHEITEN

Der Zyklus ist ein elementarer Vorgang, der an Cleverness kaum zu überbieten ist. Logisch, dass es Unmengen abgedrehter Geschichten darüber gibt, was so passiert mit dem Uterusblut, wenn Vollmond ist zum Beispiel oder wenn es sich um die Gebärmutter einer Astronautin handelt. Oder was passiert, wenn sich nicht nur die Herzen zweier Freundinnen mögen, sondern auch deren Bäuche? Im folgenden Kapitel sind Details über das Leben und Sterben der Gebärmutterschleimhaut zusammengetragen, die in gewöhnlichen Medizinbüchern nicht zu finden sind.

MYTHOS MOND

Lange vor unserer Zeit lebten die Menschen in einer viel engeren Verbindung zwischen dem eigenen Körper und der Natur, der Erde und des Kosmos. Früher glaubten die Menschen an eine Art „Menstruation des Mondes", da der Mondzyklus mit seinen knapp 28 Tagen dem der Frau ähnelt. Der Mond nimmt genauso regelmäßig zu und ab wie die Gebärmutter der Frau und durchlebt ebenso wie sie verschiedene Phasen. Bei Neumond „menstruiert" der Mond, das heißt, er zieht sich zurück. Aufgrund dieser Ähnlichkeiten wurde und wird der Mond oft in Verbindung mit dem weiblichen Zyklus gebracht. Allerdings dauert bei kaum einer Frau der Zyklus exakt 28 Tage. Die Länge des Zyklus ist sehr unterschiedlich. So bleibt es Spekulation, ob der Mond einen Einfluss hat.

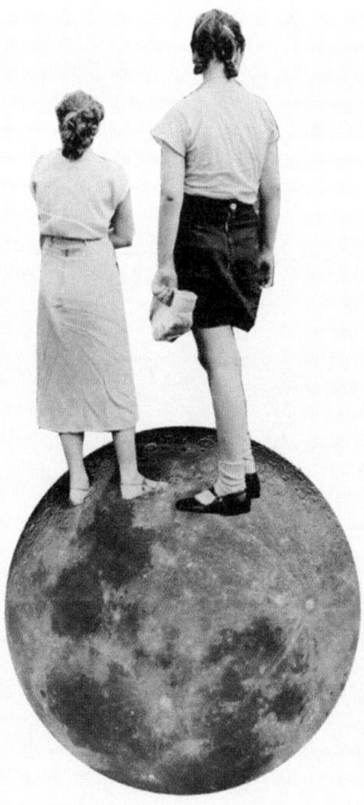

MENSTRUELLE SYNCHRONISATION

Einige von uns kennen das Phänomen, dass wir gleichzeitig mit der besten Freundin unsere Tage bekommen, sich also unsere Zyklen angleichen, wenn wir viel Zeit miteinander verbringen. Auch manche Frauen, die zusammenwohnen, berichten davon, dass sie zur selben Zeit im Monat Blut aus ihren Höschen waschen müssen. Ob die menstruelle Synchronisation beim Menschen wirklich existiert, ist sehr umstritten und bleibt eine Legende. In den 60er-Jahren führte die damalige Psychologiestudentin Martha McClintock aus den USA eine Studie durch, bei der sie über 100 Mitstudentinnen aus demselben Wohnheim zu ihrem Zyklus befragte. Bis heute ist ihre Studie richtungsweisend: Sie fand heraus, dass sich die Zyklen von Frauen je nachdem, wie lange sie zusammenleben, immer mehr angleichen. Mit ihrer Studie konnte erwiesen werden, dass soziale Interaktion den weiblichen Zyklus durchaus beeinflusst. Ursache für diese Angleichung sollen Pheromone, also Sexuallockstoffe sein, die über den Achselschweiß verbreitet werden und damit Einfluss auf Frauen im näheren Umfeld nehmen. Kritiker sagen, dass das Humbug ist und es sich um reinen Zufall handelt. So oder so ist die Freude groß, wenn man gemeinsam blutet.

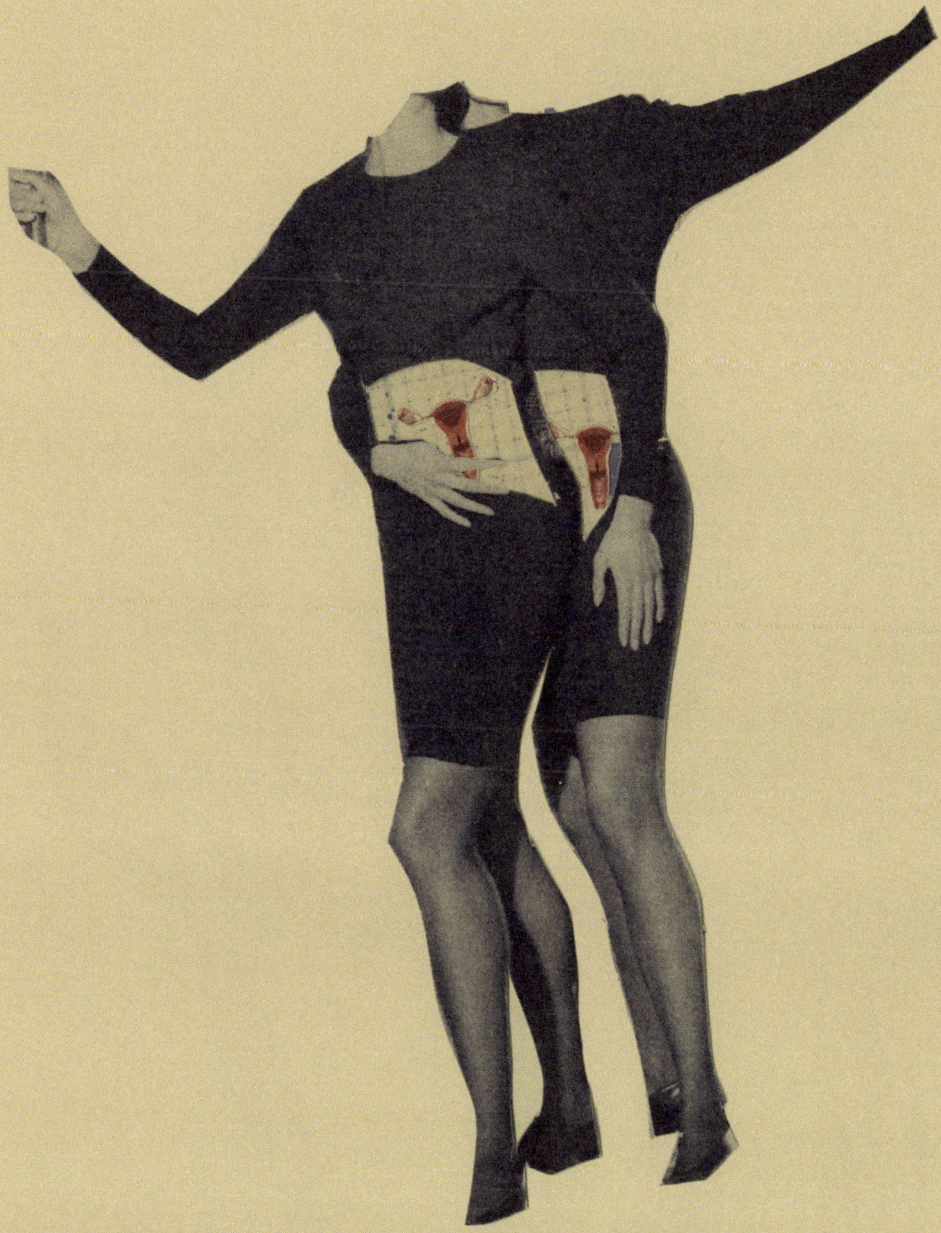

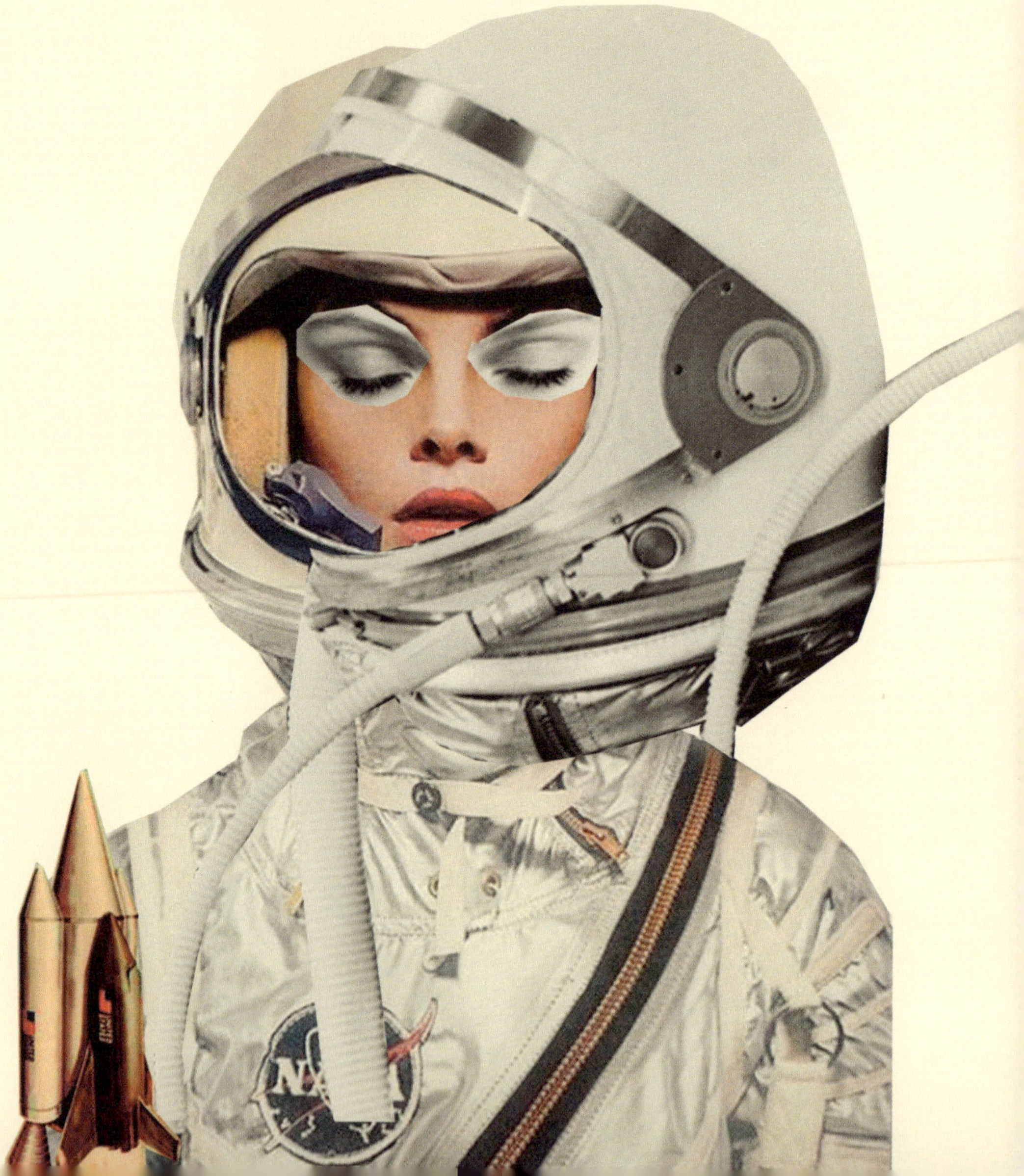

vierzehn

MENSTRUATION IM WELTALL

Früher war es nicht gerade leicht für Frauen. Und schon gar nicht für Astronautinnen, die ins Weltall wollten. Lange Zeit stand ihnen ihre Periode im Weg bzw. eine Unsicherheit darüber, was mit dem Menstruationsblut passiert ohne die Gravitation. Die Raumfahrt-Gynäkologin Varsha Jain räumte jedoch jegliche Bedenken aus dem Universum. Sie erforschte die Veränderungen im weiblichen Körper ohne Schwerkraft und entdeckte ein kleines Phänomen. Denn auch wenn sich vieles im Körper umstellt, ändert sich das Menstruationssystem der Frau kein bisschen. Es bleibt sozusagen von der Schwerelosigkeit verschont. Das Blut fließt nicht, wie anzunehmen wäre, nach oben, sondern völlig normal nach unten. Der Körper scheint zu wissen, was es loszuwerden gilt. Chapeau!

DOPE FÜR DIE MUSCHI

In den USA gibt es seit Kurzem Marihuanazäpfchen, die gegen Regelschmerzen helfen sollen. Die Urologin Dr. Jennifer Berman entwickelte dieses tolle Gadget. Es enthält neben dem berauschenden Tetrahydrocannabinol auch noch Cannabidiol, das in der Medizin als krampflösend gilt und gegen Entzündungen und Übelkeit hilft. Die Muskeln im Uterus entspannen sich dadurch, und das Gewebe wird besser durchblutet. Der Uterus ist also happy und high. Viele Frauen in den USA berichten von unglaublichen Ergebnissen, es gibt jedoch leider noch keine klinische Studie zu den Cannabiszäpfchen.

vierzehn

FRAU SEIN IST VIEL MEHR

ALS NUR NICHT MANN SEIN.

ENCYCLOPEDIA PERIODICA

BEGRIFFSERKLÄRUNGEN VON A BIS Z

A

ABORT

- medizinischer Begriff für Fehlgeburt
- Schwangerschaft endet verfrüht
- Embryo wiegt weniger als 500 Gramm und zeigt nach der Geburt keine Lebenszeichen

ABSAUGMETHODE

- am häufigsten angewendete Methode, eine Schwangerschaft willentlich zu beenden
- unter Narkose wird ein dünnes Röhrchen durch die Vagina in die Gebärmutter eingeführt
- die Gebärmutterschleimhaut, Fruchtblase und Embryo werden mit einer Pumpe abgesaugt

ABSTRICH, VAGINALER

- im Rahmen einer Untersuchung beim Gynäkologen durchgeführt
- mit einem Watteträger wird Flüssigkeit aus Zervix und Scheide entnommen und auf Erkrankungen untersucht
- im Labor können so Entzündungen festgestellt werden
- der Abstrich von Zervix und Muttermund dient der Früherkennung von Zervixkrebs

AKNE

- Hauterkrankungen, bei denen die Talgdrüsen verstopfen, da sie zu viel Fett produzieren
- entzünden sich diese Drüsen, entstehen Pickel, Mitesser & Pusteln
- wird meist durch hormonelle Veränderung ausgelöst
- tritt oft in der Pubertät/Schwangerschaft auf

AMPULLE

- der erweiterte äußere Abschnitt des Eileiters, der dicht am Eierstock liegt

ANDROGENE

- Sammelbegriff für männliche Sexualhormone
- wichtigstes Androgen ist das Testosteron
- werden auch in den Eierstöcken und in der Nebennierenrinde der Frau gebildet

ANTIBIOTIKUM

- Plural: Antibiotika
- Medikament zum Abtöten von Bakterien
- Antibiotika helfen nicht gegen Infektionen, die durch Viren ausgelöst werden

AUSFLUSS

- Ausscheidung des Vaginalsekrets ab der Pubertät bis zu den Wechseljahren
- der normale Ausfluss sorgt für ein saures Milieu und schützt dadurch vor Krankheiten
- bei Infektionen der Vagina ist auch der Ausfluss verändert

B

BAKTERIEN

- einzellige Mikroorganismen
- kommen überall in der Umwelt und im menschlichen Körper vor
- es gibt nützliche, aber auch viele krankheitserregende Bakterien

BAKTERIELLE VAGINOSE

- krankhaftes Ungleichgewicht der Scheidenflora zu Ungunsten der normalen Flora
- ausgelöst durch Darmbakterien
- unangenehmer, fischiger Geruch
- Behandlung mit Antibiotika

BASALTEMPERATUR

- Körpertemperatur der Frau beim Aufwachen, „Aufwachtemperatur"
- vor dem Aufstehen im Mund, in der Vagina oder im Po gemessen
- im Laufe des Zyklus verändert sich diese Temperatur mit dem Anstieg oder Abfall des Progesterons
- Beobachtung liefert Hinweise auf den ungefähren Zeitpunkt des Eisprungs

BAUCHHÖHLEN-SCHWANGERSCHAFT

- befruchtete Eizelle hat sich nicht in die Gebärmutter eingenistet, sondern in die Bauchhöhle
- passiert sehr selten
- der Embryo stirbt meist von selbst, oder die Schwangerschaft muss operativ beendet werden

BECKENBODEN

- schließt das Becken nach unten und stützt die inneren Organe
- besteht aus Muskeln, Bändern und Bindegewebe
- ist der Beckenboden stabil, schließen Harnröhre und Darm zuverlässig

BEFRUCHTUNG

- eine Eizelle wird durch das Eindringen einer Samenzelle befruchtet
- die Folge ist eine Schwangerschaft

BLASENENTZÜNDUNG

- Infektion der ableitenden Harnwege, also von Harnröhre und Blase
- meist ausgelöst durch Bakterien aus dem Darm, die das Gewebe der Harnröhre entzünden, oder durch Reizung nach häufigem Sex
- großer Harndrang und Schmerzen beim Pinkeln
- lässt sich mit großer Flüssigkeitszufuhr vorbeugen und therapieren
- in schlimmen Fällen hilft ein Antibiotikum

C

CHLAMYDIEN

- Mikroorganismen, die zu den Bakterien gehören
- überleben nur in Wirtszellen und befallen Menschen vor allem an Schleimhäuten im Bereich der Augen, der Atemwege und im Genitalbereich
- häufiger Grund für Unfruchtbarkeit, da oft unbemerkter Verlauf
- Behandlung mit Antibiotika

COITUS INTERRUPTUS

- lateinisch für: „unterbrochener Geschlechtsverkehr"
- beim Coitus interruptus wird der Penis vor dem Orgasmus aus der Vagina gezogen, damit keine Samenzellen eindringen
- dieses früher häufig zur Verhütung praktizierte „Aufpassen" ist aber nicht sicher genug, als dass es sich zur Verhütung eignen würde

D

DIAPHRAGMA

- mechanische Verhütungsmethode für die Frau
- flexibler Federring zum Einführen in die Vagina, unmittelbar vor dem Sex
- hält in der Scheide die Samenflüssigkeit auf, bis das Diaphragma entfernt wird
- Barriere zwischen Vagina und Uterus
- Gel zum Auftragen auf das Diaphragma mindert Spermienaktivität
- wird individuell angepasst

DREIMONATSSPRITZE

- hormonelle Verhütungsmethode für die Frau
- enthält Gestagene
- sehr sicheres Verhütungsmittel
- wird in Gesäß- oder Oberarmmuskel gespritzt

E

EIERSTÖCKE

- pflaumengroße Organe, links und rechts der Gebärmutter, mit den Eileitern verbunden
- hier liegen seit Geburt der Frau die Eibläschen, in welchen die Eizellen heranreifen

EILEITER

- armartige Ausläufer des Uterus
- sind hohl, etwa wie Schläuche, die direkt in die Gebärmutter führen
- gehen vom Oberrand der Gebärmutter ab und ragen bis fast an die Eierstöcke
- der Eileiter führt die Eizelle über Tage hinweg Richtung Gebärmutterhöhle
- im Eileiter findet die Befruchtung statt

EILEITERSCHWANGER-SCHAFT

- häufiger als die Bauchhöhlenschwangerschaft
- befruchtete Eizelle nistet sich nicht in der Gebärmutter ein, sondern bleibt im Eileiter stecken und beginnt dort zu wachsen
- Anzeichen im Körper gleichen denen einer normalen Schwangerschaft
- verbunden mit sehr starken Unterleibsschmerzen
- zur Behandlung muss die Schwangerschaft beendet werden

EISPRUNG

- die Eizelle verlässt den Eierstock und wird vom Eileiter aufgefangen, um in den Uterus zu gelangen
- die zurückgebliebenen Reste, also der Follikel, der die Eizelle umschlossen hatte, verwandelt sich zum sogenannten Gelbkörper

ENDOMETRIOSE

- chronische, meist gutartige Erkrankung
- Schleimhautgewebe siedelt sich in Gebärmutter, Eierstöcken, Eileitern und Bauchraum an
- häufige Folge: Entzündungen, Zysten, Vernarbungen
- häufigste Ursache von Unfruchtbarkeit

ENDOMETRIUM

- auch Gebärmutterschleimhaut
- innere „Auskleidung" des Uterus
- bildet in den Wochen vor der Blutung in der Gebärmutter eine dicke Schleimhaut
- die Zellen der Schleimhaut bilden Gewebeschichten und Drüsengänge
- besteht aus Zellen, die zu definiertem Gewebe geworden sind, in welchem sich die befruchtete Eizelle einnisten soll

F

FOLLIKEL

- auch „Eibläschen"
- ein Strukturgebilde aus Zellen, die sich um die Eizelle schließen
- wird nach dem Eisprung zum „Gelbkörper"
- Follikel und Gelbkörper bilden Östrogen und Progesteron

FOLLIKELPHASE

- auch: die erste Zyklusphase
- die Dauer ist unterschiedlich, im Idealfall sind es 12 bis 14 Tage
- Tag eins ist der erste Tag der Periode
- 12 bis 14 Tage später findet der Eisprung statt
- mit dem Eisprung beginnt die zweite Zyklusphase – auch Lutealphase

FSH

- follikelstimulierendes Hormon
- bewirkt im Eierstock die Reifung der Eibläschen

G

GEBÄRMUTTER

- auch: Uterus
- bei der erwachsenen Frau faustgroßes Hohlorgan
- besteht fast nur aus Muskulatur und ist mit einer Schleimhaut ausgekleidet
- liegt gut geschützt im Becken
- ragt mit ihrem schmal zulaufenden unteren Ende, dem Gebärmutterhals, bis in die Vagina hinein
- in ihr wird aus der befruchteten Eizelle der Embryo und schließlich das Baby

GEBÄRMUTTERHALS

- unteres Ende der Gebärmutter
- auch: Zervix
- Übergang zur Vagina
- hier wird der Zervixschleim gebildet
- über die Vagina kann man das Ende des Gebärmutterhalses ertasten – das Ende nennt sich äußerer Muttermund

GEBÄRMUTTERSCHLEIMHAUT

- innere „Auskleidung" des Uterus
- unterteilt sich in eine immer vorhandene Basisschicht und eine funktionelle Schicht, die in den Wochen vor der Blutung gebildet wird
- die Zellen der Schleimhaut bilden Gewebeschichten und Drüsengänge, die zu definiertem Gewebe werden, in welchem sich die befruchtete Eizelle einnisten kann

H

GELBKÖRPER

- der Überrest des Follikels nach dem Eisprung
- Follikel und Gelbkörper entstehen unter Einfluss von Progesteron
- produziert in der zweiten Zyklushälfte kleine Mengen Östrogen und zunehmend Progesteron (Gelbkörperhormon); dient dem Erhalt einer Schwangerschaft
- bis zum dritten Schwangerschaftsmonat produziert der Gelbkörper beinahe das gesamte Progesteron, danach übernimmt dies die Plazenta

GELBKÖRPERHORMON

- auch: Progesteron
- wird vom Gelbkörper – ehemals Follikel – gebildet und dient der Erhaltung einer Schwangerschaft
- bewirkt einen Anstieg der Basaltemperatur

GESTAGEN

- gehört zu den Geschlechtshormonen
- künstlich hergestelltes Progesteron
- Bestandteil vieler hormoneller Verhütungsmittel

HCG

- wird während der Schwangerschaft von einem Teil der Plazenta gebildet
- hoher Spiegel während der ersten 12 Schwangerschaftswochen
- möglicherweise Auslöser der Schwangerschaftsübelkeit

HIRNANHANGDRÜSE

- kleines, spezialisiertes Organ im Gehirn – direkt unter der Schädelbasis in einer Vertiefung
- für Vorgänge im Eierstock wichtig
- beeinflusst die Ausschüttung der Hormone Östrogen, Progesteron, LH und FSH

HORMONE

- Substanzen, die dem Körper als Botenstoffe dienen
- in Körperzellen gebildet
- über den Blutkreislauf und das Lymphsystem gelangen sie zu den jeweiligen Organen
- sie beeinflussen den Stoffwechsel der Organe und lösen Reaktionen aus

HORMONIMPLANTAT

- hormonelles, östrogenfreies Verhütungsmittel – wirkt nur durch Gestagen
- ist ein dünnes Kunststoffstäbchen und wird am Oberarm unter die Haut gepflanzt
- gibt von dort aus für ca. drei Jahre Hormone ab
- Eisprung wird unterdrückt, der Schleim im Gebärmutterhals verdickt sich als Abwehr gegen Spermien

HORMONSPIRALE

- dient der Empfängnisverhütung
- wird in die Gebärmutter eingesetzt
- enthält Gestagen und wirkt drei bis fünf Jahre lang
- das Gestagen macht den Schleim im Gebärmutterhals für Spermien undurchlässig und verhindert den Aufbau der Gebärmutterschleimhaut

HYMEN

- auch: Jungfernhäutchen
- bedeckt im Inneren den Scheideneingang
- kann bereits vor dem ersten Sex durch Sport, Tampons oder Selbstbefriedigung einreißen

HYPOTHALAMUS

- Gehirnregion – gehört zum sogenannten Zwischenhirn, etwa in der Mitte des Schädels
- hier laufen körperliche und seelische Prozesse zusammen, werden verarbeitet und lösen bestimmte Reaktionen aus
- hat im Zyklus eine Schlüsselfunktion

I

INFERTILITÄT

- körperlich bedingte Unfähigkeit zur Fortpflanzung (Unfruchtbarkeit)
- besteht, wenn nach einem Jahr mit regelmäßigem Geschlechtsverkehr keine Schwangerschaft zustande kommt
- bei Frauen: Unfähigkeit, ein Kind zu empfangen oder auszutragen
- bei Männern: Störungen des Spermientransports oder unzureichende Spermienbildung

J

JUNGFERNHÄUTCHEN

- siehe: Hymen

K

KLITORIS

- auch: Kitzler
- Teil des weiblichen Geschlechtsorgans
- der sichtbare Teil besteht aus einem kurzen Schaft, einer perlengroßen Eichel und einem kleinen Kapuzenhäutchen am Eingang der Vagina – oben an den kleinen Schamlippen
- das Schwellkörpergewebe der Klitoris füllt sich bei sexueller Erregung mit Blut
- ist sehr berührungsempfindlich und kann starke Lustgefühle hervorrufen

KNAUS-OGINO-METHODE

- Methode der Empfängnisverhütung
- auch: Kalender- oder Rhythmusmethode
- dabei werden die fruchtbaren Tage einer Frau errechnet – jedoch gilt sie als unsichere Methode

KONDOM

- zur Empfängnisverhütung
- aufgerollte Gummihaut – diese wird über den Penis abgerollt
- am geschlossenen Ende befindet sich ein Reservoir, in dem das Sperma aufgesammelt wird
- schützt vor Schwangerschaft und vor sexuell übertragbaren Infektionen

KONDOM FÜR DIE FRAU

- eine Kunststoffhülle mit flexiblem Ring am Ende
- es wird in die Vagina eingeführt und am geschlossenen Ende vor dem Muttermund platziert – das andere, geöffnete Ende ragt aus der Vagina heraus
- es muss von außen und innen mit einem Spermien abtötenden Mittel bestrichen werden
- schützt vor Schwangerschaft und sexuell übertragbaren Krankheiten

KUPFERKETTE

- nicht hormonelles Verhütungsmittel
- besteht aus mehreren Kupferröhrchen, die an einem Nylonfaden aufgedreht sind
- Kupferionen machen Spermien unbeweglich
- Fremdkörper verhindert Einnistung
- wird vom Frauenarzt in der Muskulatur der Gebärmutter verankert

KUPFERSPIRALE

- nicht hormonelles und sehr sicheres Verhütungsmittel, beeinflusst den natürlichen Zyklus nicht
- kann bis zu fünf Jahre im Körper bleiben
- Schleim der Gebärmutter verändert sich durch das Kupfer und erschwert es den Spermien voranzukommen
- wird vom Frauenarzt in die Gebärmutter eingesetzt

L

LH

- bzw. „luteinisierendes Hormon"
- bedeutet: gelb färbendes Hormon
- soll Fortpflanzung regeln
- es dient der Gelbkörperbildung und fördert den Eisprung

LIBIDO

- Begriff stammt aus der Psychoanalyse
- lateinisch für: „Begehren, Begierde" bzw. „Wollust, Trieb, Maßlosigkeit"
- Trieb, der sexuelle Befriedigung zum Ziel hat, bei Mensch und Tier

LUTEALPHASE

- auch: die zweite Zyklusphase
- beginnt nach dem Eisprung
- dauert im Idealfall 12 bis 14 Tage

M

MENARCHE

- allererste Regelblutung im Leben einer Frau
- Beginn der Wandlung vom Mädchen zur Frau
- passiert in Deutschland zwischen dem zehnten und 16. Lebensjahr

MENOPAUSE

- letzte Regelblutung im Leben einer Frau
- passiert in der Phase der Wechseljahre – durchschnittlich um das 52. Lebensjahr

MENSTRUATION

- auch: Periode, Regel, Tage, die monatliche Blutung
- kommt es nicht zu einer Befruchtung, wird die aufgebaute Schleimhaut aus der Gebärmutter als Menstruationsblut ausgeschieden
- Menstruationsblut ist eine Zusammensetzung aus Schleimhautzellen, Zervix sowie Blut und verlässt über die Vagina den Körper

MENSTRUATIONSZYKLUS

- wiederkehrender Ablauf der weiblichen Fortpflanzungsfunktion
- Dauer: durchschnittlich 25 bis 32 Tage
- Rhythmus ist völlig individuell
- bestehend aus erster und zweiter Zyklusphase – vom Aufbau von Gebärmutterschleimhaut über Eisprung zur Abblutung der Schleimhaut (Periode)
- ist es nicht zu einer Befruchtung gekommen, blutet die Eizelle mit der Schleimhaut aus – das markiert das Ende des einen und gleichzeitig den Anfang des nächsten Zyklus

MINIPILLE

- hormonelles Verhütungsmittel – enthält nur das Gestagen
- Zervixschleim verdickt sich – Spermien können nicht vordringen
- hemmt den Aufbau der Gebärmutterschleimhaut

MYOME

- Wucherungen in der Muskelschicht der Gebärmutter
- können bei jeder Frau vorkommen
- oft ist keine Behandlung nötig

N

O

ÖSTROGEN

- weibliches Geschlechtshormon
- wird bei der Frau vor allem in den Eierstöcken gebildet – bei Schwangerschaft zusätzlich in der Plazenta
- Östrogen steuert Fortpflanzungsvorgänge im Körper – unabkömmlich für den Zyklus
- während der Wechseljahre nimmt die Östrogenproduktion ab

OVARIEN

- medizinisch für: Eierstöcke
- die Ovarien sind ca. so groß wie eine Pflaume und enthalten von Geburt an mehrere Millionen Eizellen
- siehe: Eierstöcke

OVULATION

- auch: Eisprung
- Zeitpunkt, an dem sich die reife Eizelle aus dem Eierstock löst und vom Eileiter aufgenommen wird

OVULATIONSTEST

- auch: Eisprungtest
- mittels eines Ovulationstests bestimmt man den Zeitpunkt des Eisprungs – zur Empfängnis bzw. Empfängnisverhütung
- funktioniert durch Urin auf Teststreifen

P

PERIODE

- auch: Menstruation, Regel, Tage – die Menstruationsblutung der Frau
- siehe auch: Menstruation

PH-WERT

- Maß für den sauren oder basischen Charakter einer wässrigen Lösung
- idealer pH-Wert der Vagina: 4,0 bis 4,4

PILLE

- Hormonpräparat zur Empfängnisverhütung
- enthält Östrogen und/oder Gestagen
- wirkt dreifach empfängnisverhütend: Der Eisprung wird verhindert, der Schleim im Gebärmutterhals verändert sich, sodass keine Samen eindringen können & es wird nicht ausreichend Gebärmutterschleimhaut aufgebaut – kein Einnisten möglich
- muss täglich in Tablettenform eingenommen werden

PILLE DANACH

- Notfallmedikament zur Empfängnisverhütung bei Verhütungspannen
- verhindert Schwangerschaft durch Unterdrückung bzw. Verzögerung des Eisprungs
- Befruchtung wird verhindert, falls man kurz vor dem Eisprung Sex hatte
- muss spätestens 72 bis 120 Stunden danach eingenommen werden

PLAZENTA

- medizinisch für: Mutterkuchen
- das Ungeborene wird über die Plazenta ernährt
- produziert schwangerschaftserhaltende Hormone
- das „Organ auf Zeit" bildet sich nach Befruchtung der Eizelle an der Gebärmutterwand und wird nach der Entbindung des Kindes als „Nachgeburt" abgestoßen

PMS

- auch: prämenstruelles Syndrom
- bezeichnet körperliche und psychische Beschwerden vieler Frauen kurz vor der Menstruation
- individuelle Symptome & Ausprägungen

PORTIOKAPPE

- Verhütungskappe für die Frau
- wird in die Vagina eingeführt und über den Muttermund gestülpt
- Kappe saugt sich an der Scheidenwand fest
- wird in Kombination mit einem Gel verwendet, das Spermien abtötet

Q

R

REGELBLUTUNG

- auch: Menstruation, Periode, Tage, Blutung usw.
- siehe: Menstruation oder Periode

RHYTHMUSSTÖRUNG

- Störung in Bezug auf die Dauer der Periode
- dazu gehören das Ausbleiben der Blutung, ein verlängerter oder verkürzter Zyklus
- Rhythmus des ganzen Zyklus wird dadurch verschoben

S

SCHAMLIPPEN

- Teil der äußeren weiblichen Geschlechtsorgane
- es gibt die äußeren großen Schamlippen und die inneren kleinen Schamlippen
- die großen behaarten Schamlippen bestehen aus Fettgewebe sowie Schweiß- und Talgdrüsen
- die kleinen unbehaarten Schamlippen liegen zwischen den äußeren und ragen oft etwas über sie hinaus

SCHILDDRÜSE

- Hormondrüse unterhalb des Kehlkopfs
- durch eine Erkrankung der Schilddrüse kann es zu Hormonschwankungen kommen

SCHMIERBLUTUNG

- dunkelrote bis bräunliche Blutung, zusätzlich zur Menstruation
- eine Art von Zwischenblutung
- kann durch hormonelle Störung entstehen
- meist harmlos
- passiert häufiger bei Einnahme der Pille

SCHWANGERSCHAFTSTEST

- ist es zur Befruchtung gekommen, produziert der Körper das hCG-Hormon
- dieses Hormon wird nur während einer Schwangerschaft gebildet und macht es möglich, früh zu erkennen, ob eine Frau schwanger ist
- man unterscheidet: Bluttest, Urin-Frühtest, Urintest und Ultraschall

SYMPTOTHERMALE METHODE

- natürliche Verhütungsmethode
- zwei oder mehr Körperzeichen werden beobachtet
- zum einen der Zervixschleim, zum anderen die Aufwachtemperatur und der Muttermund
- sichere Methode, wenn konsequent angewendet

T

THROMBOSE

- plötzlicher Verschluss eines Blutgefäßes durch ein Blutgerinnsel
- Folge: Schmerzen, Taubheit, Lähmungserscheinungen – unter Umständen lebensbedrohliche Herz-Kreislauf-Erkrankungen
- Rauchen und die Einnahme von Hormonen bzw. hormonellen Verhütungsmitteln erhöhen das Risiko

TYPUSSTÖRUNGEN

- Störungen der Blutungsintensität
- sehr starke, sehr schwache oder sehr lang anhaltende Blutung – oft in Verbindung mit ausgeprägten Schmerzen

U

UNFRUCHTBARKEIT

- siehe: Infertilität

UTERUS

- medizinische Bezeichnung für die Gebärmutterhöhle
- birnenförmiges Organ, ca. sieben bis neun Zentimeter lang – zwischen der Blase und dem Mastdarm
- siehe auch: Gebärmutter

V

VAGINA

- auch: Scheide
- gehört zu den inneren Geschlechtsorganen der Frau
- besteht aus einem dehnbaren Schlauch aus Muskel- & Bindegewebe
- in das obere Ende der Vagina mündet der Gebärmutterhals
- der Eingang der Vagina wird von den äußeren & inneren Schamlippen umschlossen
- bei sexueller Erregung wird eine gleitfähige Flüssigkeit abgesondert

VAGINALPILZ

- auch Scheidenpilz genannt
- Pilzerkrankung des Genitalbereichs
- ausgelöst durch eine Vermehrung von Hefepilzen, durch Hormonschwankungen, Antibiotika oder durch ein geschwächtes Immunsystem verändert sich der pH-Wert der Vagina, und Pilze können sich vermehren
- Juckreiz, Rötung, Schmerzen
- Therapie mit Zäpfchen und Cremes

VAGINALRING

- hormonelles Verhütungsmittel
- biegsamer Kunststoffring – enthält Östrogen und Gestagen
- sitzt ca. 3 Wochen lang in der Vagina
- sondert dort die Hormone über die Scheidenwand ans Blut ab
- Eisprung wird verhindert, & der Schleim der Gebärmutter wird undurchlässig für Spermien

VAGINISMUS

- extreme Empfindlichkeit des Scheideneingangs bei Dehnung/Berührung
- Verkrampfung der Muskeln in der Vagina – kein lustvoller Sex möglich
- das Eindringen des Penis, bei manchen Frauen sogar bei Tampons oder einem Finger, löst den schmerzenden Krampf aus
- Ursache oft Angststörungen o. Ä.

VERHÜTUNG

- alle Methoden zum Verhindern einer Schwangerschaft
- es wird zwischen der natürlichen Empfängnisverhütung, Barrieremethoden (Kondome o. Ä.), chemischer Verhütung (Zäpfchen o. Ä.), hormoneller Verhütung (die Pille o. Ä.) & operativer Empfängnisverhütung (Sterilisation o. Ä.) unterschieden

VERHÜTUNGSPFLASTER

- hormonhaltiges Pflaster als Verhütungsmittel
- zum Aufkleben auf beispielsweise Oberarm oder Po
- über die Haut gelangen die Hormone direkt in die Blutbahn
- verhindert den Eisprung & verändert den Schleim im Gebärmutterhals – Vordringen der Spermien wird erschwert
- einmal wöchentlich zu wechseln

VULVA

- äußere Geschlechtsorgane der Frau
- dazu gehören die Klitoris, die kleinen und großen Schamlippen sowie der Scheidenvorhof

W

WECHSELJAHRE

- Beginn ca. zwischen 45. und 50. Lebensjahr mit schleichendem Rückgang der Hormonproduktion in den Eierstöcken
- Zyklus wird kürzer, dann unregelmäßig mit längeren Pausen, bis er komplett ausbleibt
- diese Phase bis zur letzten Blutung kann mehrere Jahre dauern
- die letzte Blutung (Menopause) tritt durchschnittlich um das 52. Lebensjahr ein

X Y

Z

ZERVIX

- auch: Gebärmutterhals – der schmale untere Teil der Gebärmutter
- das Ende des Gebärmutterhalses mündet in der Vagina, und seine äußerste Öffnung wird als äußerer Muttermund bezeichnet

ZERVIXSCHLEIM

- Flüssigkeit, die von den Drüsen im Gebärmutterhals gebildet wird, um diesen vor Keimen zu schützen
- verändert seine Beschaffenheit im Laufe des Zyklus
- an fruchtbaren Tagen ist er flüssig und klar wie Eiweiß, damit Samenzellen leicht eindringen können
- an unfruchtbaren Tagen ist er undurchlässig, weiß und zäh

ZWISCHENBLUTUNG

- jegliche Blutung aus der Vagina zusätzlich zur Monatsblutung
- oft hormonelle Ursachen wie Pubertät oder Wechseljahre
- dauert einige Tage und ist meist mit Beschwerden verbunden

ZYKLUS

- periodisch wiederkehrender Ablauf
- hormonell gesteuerter Monatszyklus
- siehe auch: Monatszyklus

ZYKLUSSTÖRUNGEN

- plötzlich auftretende Veränderung der Blutungslänge und -stärke – oder das Ausbleiben der Blutung
- man unterscheidet dabei Rhythmus- und Typusstörungen

sechzehn

Seite 226–239

QUELLENVERZEICHNIS

SCHLAUE KÖPFE, GUTE IDEEN, DANKESCHÖN & REGISTER

sechzehn

„DER WEIBLICHE ZYKLUS IST – BETRACHTET ALS ANDAUERNDE AUFMERKSAMKEITSSCHULE FÜR KÖRPER UND STIMMUNG – NICHT WENIGER ALS EIN ZEICHEN GEGEN DEN MÄNNLICHEN STUMPFSINN, GEGEN DAS DAHINDÄMMERN IN DER, DEN MÄNNERN EIGENTÜMLICHEN, HORMONELLEN ÖDNIS.“

J. T. ♂

QUELLENVERZEICHNIS

SCHLAUE KÖPFE, GUTE IDEEN, DANKESCHÖN & REGISTER

Das Quellenverzeichnis ist nach Kapiteln sortiert aufgebaut.

Kapitel

NULL

EINFÜHREN

ZITAT SEITE 13

Titel: „‚Meine Patientinnen wissen nichts über ihren Körper' – ein Frauenarzt im Gespräch"
Autor/en: Verena Bogner
Verlag: Broadly, VICE Media LLC, 3.5.2016
https://broadly.vice.com/de/article/meine-patientinnen-wissen-nichts-ueber-ihren-koerper-ein-frauenarzt-im-gespraech

Kapitel

EINS

INVENTAR

LITERATUR

Titel: „Verhütung, Zyklus, Kinderwunsch"
Autor/en: Simone Hoffmann
Verlag & Jahr der Auflage: Knaur, 2007

Titel: „Was ist los in meinem Körper?"
Autor/en: Dr. Elisabeth Raith-Paula
Verlag & Jahr der Auflage: Weltbild, 2008

Titel: „Atlas des menschlichen Körpers – Aufbau, Funktion, Krankheiten"
Autor/en: Isabelle Fuchs (Übersetzerin)
Verlag & Jahr der Auflage: National Geographic, 2011

Titel: „Der persönliche Zyklus der Frau"
Autor/en: Josef Rötzer, Elisabeth Rötzer
Verlag & Jahr der Auflage: Herder, 1999

INTERNETSEITEN

http://www.familienplanung.de
http://www.frauenaerzte-im-netz.de

Kapitel

ZWEI

DER ZYKLUS

LITERATUR

Titel: „Verhütung, Zyklus, Kinderwunsch"
Autor/en: Simone Hoffmann
Verlag & Jahr der Auflage: Knaur, 2007

Titel: „Was ist los in meinem Körper?"
Autor/en: Dr. Elisabeth Raith-Paula
Verlag & Jahr der Auflage: Weltbild, 2008

Titel: „Kurzlehrbuch Gynäkologie und Geburtshilfe"
Autor/en: K. George, A. Valet
Verlag & Jahr der Auflage: Urban & Fischer, 2002

Titel: „Der persönliche Zyklus der Frau"
Autor/en: Josef Rötzer, Elisabeth Rötzer
Verlag & Jahr der Auflage: Herder, 1999

INTERNETSEITEN

http://www.familienplanung.de
http://www.frauenaerzte-im-netz.de
https://www.loveline.de
http://www.always.de

ZITAT SEITE 34

Song: „Sie mögen sich" von SHABAN & KÄPTN PENG
Album: „Die Zähmung der Hydra", Kreismusik 2012
Text: Käptn Peng
Verlag: Wintrup Musikverlag

Kapitel

DREI

MENARCHE & MENOPAUSE

LITERATUR

Titel: „Kompass Wechseljahre"
Autor/en: Dr. med Anneliese Schwenkhagen,
Dr. med. Katrin Schaudig
Verlag & Jahr der Auflage: Knaur, 2007

Titel: „Was ist los in meinem Körper?"
Autor/en: Dr. Elisabeth Raith-Paula
Verlag & Jahr der Auflage: Weltbild, 2008

Titel: „Verhütung, Zyklus, Kinderwunsch"
Autor/en: Simone Hoffmann
Verlag & Jahr der Auflage: Knaur, 2007

Titel: „Der persönliche Zyklus der Frau"
Autor/en: Josef Rötzer, Elisabeth Rötzer
Verlag & Jahr der Auflage: Herder, 1999

Titel: „Body fat, menarche, fitness, and fertility"
Autor/en: Rose E. Frisch
Human Reproduction 1987; 2 (6): 521–533.

INTERNETSEITEN

http://www.frauenaerzte-im-netz.de
https://www.loveline.de
https://de.wikipedia.org/wiki/Menarche

Kapitel

VIER

IT'S A MATCH

LITERATUR

Titel: „Verhütung, Zyklus, Kinderwunsch"
Autor/en: Simone Hoffmann
Verlag & Jahr der Auflage: Knaur, 2007

Titel: „Was ist los in meinem Körper?"
Autor/en: Dr. Elisabeth Raith-Paula
Verlag & Jahr der Auflage: Weltbild, 2008

Titel: „Der persönliche Zyklus der Frau"
Autor/en: Josef Rötzer, Elisabeth Rötzer
Verlag & Jahr der Auflage: Herder, 1999

Titel: „Kurzlehrbuch Gynäkologie und Geburtshilfe"
Autor/en: K. George, A. Valet
Verlag & Jahr der Auflage: Urban & Fischer, 2002

Titel: „Gynäkologie, Geburtshilfe und Neonatologie"
Autor/en: Joachim Martius, Alex Novotny
Verlag & Jahr der Auflage: Kohlhammer, 2006

INTERNETSEITEN

http://www.familienplanung.de
http://www.frauenaerzte-im-netz.de
https://de.wikipedia.org/wiki/Befruchtung

Kapitel

FÜNF

BLUTSAUGER & MENSTRUATIONSUTENSILIEN

LITERATUR

Titel: „Was ist los in meinem Körper?"
Autor/en: Dr. Elisabeth Raith-Paula
Verlag & Jahr der Auflage: Weltbild, 2008

Titel: „Der persönliche Zyklus der Frau"
Autor/en: Josef Rötzer, Elisabeth Rötzer
Verlag & Jahr der Auflage: Herder, 1999

INTERNETSEITEN

http://www.familienplanung.de
http://www.frauenaerzte-im-netz.de
https://www.lilli.ch/periode_menstruation_tage_binde_tampon/
https://www.blumenkinder.eu/shop/Monatshygiene:::14.html
http://symptomat.de/Menstruationsschwamm
https://www.menstruationstasse.net
http://www.hebammenwissen.info/freie-menstruation/

Kapitel

SECHS

ZYKLUSSTÖRUNGEN

LITERATUR

Titel: „Kursbuch Gesundheit"

Autor/en: Verena Corazza, Renate Daimler, Andrea Ernst

Verlag & Jahr der Auflage: Kiepenheuer und Witsch, 1990

Titel: „Der persönliche Zyklus der Frau"

Autor/en: Josef Rötzer, Elisabeth Rötzer

Verlag & Jahr der Auflage: Herder, 1999

INTERNETSEITEN

http://www.familienplanung.de

http://www.frauenaerzte-im-netz.de

http://www.onmeda.de/krankheiten/zyklusstoerungen.html

Kapitel

SIEBEN

PERIODE & PSYCHE

LITERATUR

Titel: „Verhütung, Zyklus, Kinderwunsch"

Autor/en: Simone Hoffmann

Verlag & Jahr der Auflage: Knaur, 2007

Titel: „Das Prämenstruelle Syndrom (PMS) natürlich behandeln"

Autor/en: Dr. Andrea Flimmer

Verlag & Jahr der Auflage: Schlütersche, 2012

Titel: „Was ist los in meinem Körper?"

Autor/en: Dr. Elisabeth Raith-Paula

Verlag & Jahr der Auflage: Weltbild, 2008

INTERNETSEITEN

http://www.frauenaerzte-im-netz.de

http://www.psychosoziale-gesundheit.net/seele/praemenstruell.html

Kapitel

ACHT

PMS

LITERATUR

Titel: „Das Prämenstruelle Syndrom (PMS) natürlich behandeln"

Autor/en: Dr. Andrea Flimmer

Verlag & Jahr der Auflage: Schlütersche, 2012

INTERNETSEITEN

http://www.frauenaerzte-im-netz.de

http://www.psychosoziale-gesundheit.net/seele/praemenstruell.html

Kapitel

NEUN

NORMALE ABNORMALITÄTEN

LITERATUR

Titel: „Probleme im Intimbereich ... damit müssen Sie nicht leben"

Autor/en: Ines Ehmer

Verlag & Jahr der Auflage: Zuckschwerdt, 2012

INTERNETSEITEN

http://www.frauenaerzte-im-netz.de

Kapitel

ZEHN

NATÜRLICHE HELFER

LITERATUR

Titel: „Frauenheilkunde. Die fünf Säulen der Hildegard-Medizin"
Autor/en: Prof. Dr. med Claus Schulte-Uebbing
Verlag & Jahr der Auflage: St. Benno, 2011

Titel: „Lexikon der Frauenkräuter"
Autor/en: Margret Madejsky
Verlag & Jahr der Auflage: AT, 2008

Titel: „Naturheilkunde in der Gynäkologie.
Ein Handbuch für Frauen"
Autor/en: Rina Nissim
Verlag & Jahr der Auflage: Orlanda, 2008

Titel: „Frauen. Das große Gesundheitsbuch"
Autor/en: Anita Rieder, Christine Kurz,
Ingrid Kiefer, Ingrid Edelbecher
Verlag & Jahr der Auflage: Kneipp, 2005

Titel: „Hormone natürlich regulieren"
Autor/en: Günther H. Heepen
Verlag & Jahr der Auflage: Gräfe und Unzer, 2013

INTERNETSEITEN

http://www.hebammenwissen.info/zyklus-natuerlich-regulieren/
http://www.mamiweb.de/familie/ernaehrung-waehrend-des-monatszyklus/1

Kapitel

ELF

MUTTERFUTTER

LITERATUR

Titel: „Ernährungslehre und Diätetik"
Autor/en: Dorothea Erfurt
Verlag & Jahr der Auflage: Deutscher Apotheker, 2012

Titel: „Frauenheilkunde. Die fünf Säulen der Hildegard-Medizin"
Autor/en: Prof. Dr. med Claus Schulte-Uebbing
Verlag & Jahr der Auflage: St. Benno, 2011

Titel: „Verhütung, Zyklus, Kinderwunsch"
Autor/en: Simone Hoffmann
Verlag & Jahr der Auflage: Knaur, 2007

Titel: „Naturheilkunde in der Gynäkologie.
Ein Handbuch für Frauen"
Autor/en: Rina Nissim
Verlag & Jahr der Auflage: Orlanda, 2008

Titel: „Frauen. Das große Gesundheitsbuch"
Autor/en: Anita Rieder, Christine Kurz,
Ingrid Kiefer, Ingrid Edelbecher
Verlag & Jahr der Auflage: Kneipp, 2005

Titel: „Hormone natürlich regulieren"
Autor/en: Günther H. Heepen
Verlag & Jahr der Auflage: Gräfe und Unzer, 2013

INTERNETSEITEN

http://www.hebammenwissen.info/zyklus-natuerlich-regulieren/
http://www.mamiweb.de/familie/ernaehrung-waehrend-des-monatszyklus/1
http://www.orthomol-natal.de
http://www.multi-gyn.de/blogartikel/essen-waehrend-menstruation-ernaehrung-tipps.html

Kapitel

ZWÖLF

BETTER SAFE THAN SORRY

LITERATUR

Titel: „Make Love. Ein Aufklärungsbuch"

Autor/en: Ann-Marlene Henning, Tina Bremer-Olszewski

Verlag & Jahr der Auflage: Rogner & Bernhard, 2012

Titel: „Natürlich verhüten? Aber sicher!"

Autor/en: Birgit Gebauer Sesterhenn

Verlag & Jahr der Auflage: Gräfe und Unzer, 1999

INTERNETSEITEN

http://www.familienplanung.de

http://www.fem.com/liebe-lust/artikel/wann-wie-wo-schwangerschaftstest-wo-bleibt-der-strich

http://www.gesundheit.de/familie/schwangerschaft/ovulationstest

Kapitel

DREIZEHN

SCHWANGERSCHAFTSABBRUCH

LITERATUR

Titel: „Gynäkologie, Geburtshilfe und Neonatologie"

Autor/en: Joachim Martius, Alex Novotny

Verlag & Jahr der Auflage: Kohlhammer, 2006

INTERNETSEITEN

http://www.familienplanung.de/beratung/schwangerschaftsabbruch/

http://www.profamilia.de

https://de.wikipedia.org/wiki/Schwangerschaftsabbruch

http://www.frauenaerzte-im-netz.de/de_schwangerschaftsabbruch_96.html

Kapitel

VIERZEHN

BLOODY DETAILS

INTERNETSEITEN

http://www.focus.de/wissen/weltraum/raumfahrt/menstruation-bei-astronautinnen-wie-frauen-im-all-mit-ihrer-periode-umgehen-koennen_id_5477426.html

http://www.cocoon-center.ch/wp-content/uploads/2013/01/Der-Mond-und-der-Zyklus-der-Frau.pdf

http://www.zeit.de/2005/27/Stimmts_27

http://www.supermed.at/gesundheit/beste-freundinnen-synchron-menstruation/

http://www.hilfreich.de/mythos-synchrone-menstruation-was-ist-dran_2590

http://www.vice.com/de/read/cannabis-vaginal-zaepfchen-koennen-gegen-regelschmerzen-helfen-923

Kapitel

FÜNFZEHN

ENCYCLOPEDIA PERIODICA

LITERATUR

Alle, in sämtlichen Kapiteln als Quelle aufgeführte Literatur.
Begriffsauswahl ergibt sich aus dem Inhalt aller Kapitel.

INTERNETSEITEN

Alle, in sämtlichen Kapiteln als Quelle aufgeführten Internetseiten.
Begriffsauswahl ergibt sich aus dem Inhalt der Kapitel.

DANKESCHÖN

Neun Monate lang haben wir uns mit Eierstockhormonen, Schriftarten, Makronährstoffen während des Eisprungs und Basaltemperaturmessmethoden beschäftigt. Mit vielschichtigen Darstellungsarten des Toxischen Schocksyndroms und mit Abbildungen weiblicher Geschlechtsorgane der vergangenen 50 Jahre. Tief in den Tunneln verschiedenster Körperfunktion vergraben, haben uns viele Menschen unter die Arme gegriffen, um uns ans Licht der Erkenntnis und zur Realität zurückzuhelfen. Ohne diese Menschen hätten wir ein einziges legasthenisches Meisterwerk zu Papier gebracht und hätten in all der Aufregung und der Wissenschaftlichkeit beinahe vergessen, die Menstruation an sich zu erklären. Noch dazu konnten uns stets die Begeisterung unserer Mitmenschen und die bohrenden Fragen unserer Freunde zum Weitermachen bewegen.

Danke für Wissenschaft & Know-how

Dr. Bochow (Gynäkologe)
Almut Joppien-Ramsauer (Hebamme)
Dr. Wally Wünsch-Leiteritz (Internistin)
Julian Gabrysch (Medizinstudent)

Danke für alles

Prof. Dr. Max Ackermann
Prof. Sybille Schenker
Prof. Dr. Christoph Schaden
Prof. Burkard Vetter
Tobias Knowseverything-Rauch

Danke für Zitate, Erinnerungen & Geschichten

Jan, Luisa, Sonja, Elena, Katharina,
Josua, Lukas, Tom und Felix

REGISTER

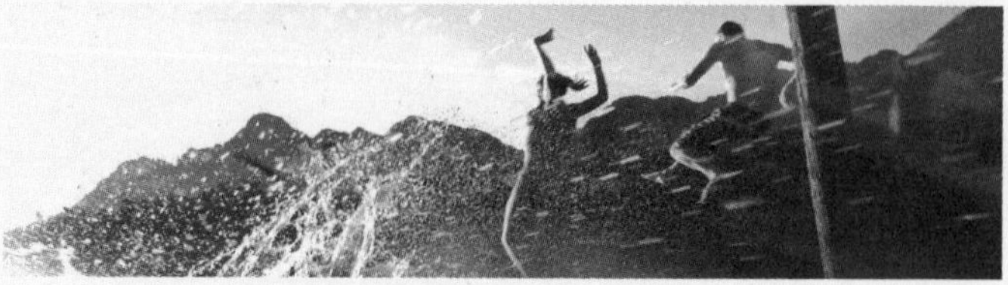